华西医学大系

U0254751

解读“华西现象”

讲述华西故事

展示华西成果

华西专家谈结核病

HUAXI ZHUANJIA TAN JIEHEBING

主　　编　薛　秒　唐小燕　贺建清　陈雪融

四川科学技术出版社

·成都·

图书在版编目（CIP）数据

华西专家谈结核病 / 薛秒等主编. —成都：四川科学技术出版社, 2019.12（2023.8重印）
ISBN 978-7-5364-9704-7

Ⅰ. ①华… Ⅱ. ①薛… Ⅲ. ①结核病–防治–问题解答 Ⅳ. ①R52-44

中国版本图书馆CIP数据核字（2019）第298885号

华西专家谈结核病

主编　薛　秒　唐小燕　贺建清　陈雪融

出 品 人	钱丹凝
策划编辑	杜　宇
责任编辑	李　栎
封面设计	象上设计
版式设计	大　路
责任校对	吴晓琳
责任出版	欧晓春
出版发行	四川科学技术出版社
地　　址	四川省成都市锦江区三色路238号新华之星A座 传真：028-86361756　邮政编码：610023
成品尺寸	156mm × 236mm
印　　张	11.75　　字　数　235千
印　　刷	四川嘉乐印务有限公司
版　　次	2020年5月第1版
印　　次	2023年8月第2次印刷
定　　价	48.00元

ISBN 978-7-5364-9704-7

本书编委会

主　编

薛　秒　唐小燕　贺建清　陈雪融

副主编

文　艳　余　梅　吴桂辉

编　委（排名不分先后）

王　丹　王奕乐　文　艳　孙　琳
向　希　刘　莉　刘祥敏　刘　甜
刘　坤　杨　澜　何　燕　陈雪融
张洁茜　吴桂辉　余　梅　罗　兰
贺建清　姜美玲　唐小燕　曹金秋
董佳佳　曾忠仪　程　耀　廖曾林
薛　秒

《华西医学大系》总序

由四川大学华西临床医学院/华西医院（简称“华西”）与新华文轩出版传媒股份有限公司（简称“新华文轩”）共同策划、精心打造的《华西医学大系》陆续与读者见面了，这是双方强强联合，共同助力健康中国战略、推动文化大繁荣的重要举措。

百年华西，历经120多年的历史与沉淀，华西人在每一个历史时期均辛勤耕耘，全力奉献。改革开放以来，华西励精图治、奋进创新，坚守“关怀、服务”的理念，遵循“厚德精业、求实创新”的院训，为践行中国特色卫生与健康发展道路，全心全意为人民健康服务做出了积极努力和应有贡献，华西也由此成为了全国一流、世界知名的医（学）院。如何继续传承百年华西文化，如何最大化发挥华西优质医疗资源辐射作用？这是处在新时代站位的华西需要积极思考和探索的问题。

新华文轩，作为我国首家“A+H”出版传媒企业、中国出版发行业排头兵，一直都以传承弘扬中华文明、引领产业发展为使命，以坚持导向、服务人民为己任。进入新时代后，新华文轩提出了坚持精准出版、精细出版、精品出版的“三精”出版发展思路，全心全意为推动我国文化发展与繁荣做出了积极努力和应有贡献。如何充分发挥新华文轩的出版和渠道优势，不断满足人民日益增长的美好生活需要？这是新华文轩一直以来积极思考和探索的问题。

基于上述思考，四川大学华西临床医学院/华西医院与新华文轩出版传媒股份有限公司于2018年4月18日共同签署了战略合作协议，启动了《华西医学大系》出版项目并将其作为双方战略合作的重要方面和旗舰项目，共同向承担《华西医学大系》出版工作的四川科学技术出版社授予了“华西医学出版中心”铭牌。

人民健康是民族昌盛和国家富强的重要标志，没有全民健康，就没有全面小康，医疗卫生服务直接关系人民身体健康。医学出版是医药卫生事业发展的重要组成部分，不断总结医学经验，向学界、社会推广医学成果，普及医学知识，对我国医疗水平的整体提高、对国民健康素养的整体提升均具有重要的推动作用。华西与新华文轩作为国内有影响力的大型医学健康机构与大型文化传媒企业，深入贯彻落实健康中国战略、文化强国战略，积极开展跨界合作，联合打造《华西医学大系》，展示了双方共同助力健康中国战略的开阔视野、务实精神和坚定信心。

华西之所以能够成就中国医学界的“华西现象”，既在于党政同心、齐抓共管，又在于华西始终注重临床、教学、科研、管理这四个方面协调发展、齐头并进。教学是基础，科研是动力，医疗是中心，管理是保障，四者有机结合，使华西人才辈出，临床医疗水平不断提高，科研水平不断提升，管理方法不断创新，核心竞争力不断增强。

《华西医学大系》将全面系统深入展示华西医院在学术研究、临床诊疗、人才建设、管理创新、科学普及、社会贡献等方面的发展成就；是华西医院长期积累的医学知识产权与保护的重大项目，是华西医院品牌建设、文化建设的重大项目，也是讲好“华西故事”、展示“华西人”风采、弘扬“华西精神”的重大项目。

《华西医学大系》主要包括以下子系列：

①《学术精品系列》：总结华西医（学）院取得的学术成果，学术影响力强；②《临床实用技术系列》：主要介绍临床各方面的适宜技术、新技术等，针对性、指导性强；③《医学科普系列》：聚焦百姓最关心的、最迫切需要的医学科普知识，以百姓喜闻乐见的方式呈现；④《医院管理创新系列》：展示华西医（学）院管理改革创新的系列成果，体现华西“厚德精业、求实创新”的院训，探索华西医院管理创新成果的产权保护，推广华西优秀的管理理念；⑤《精准医疗扶贫系列》：包括华西特色智力扶贫的相关内容，旨在提高贫困地区基层医院的临床诊疗水平；⑥《名医名家系列》：展示华西人的医学成就、贡献和风采，弘扬华西精神；⑦《百年华西系列》：聚焦百年华西历史，书写百年华西故事。

我们将以精益求精的精神和持之以恒的毅力精心打造《华西医学大系》，将华西的医学成果转化为出版成果，向西部、全国乃至海外传播，提升我国医疗资源均衡化水平，造福更多的患者，推动我国全民健康事业向更高的层次迈进。

《华西医学大系》编委会

2018年7月

目 录

第四章 治疗与转归

第五章 护理与康复

第六章 特殊群体

第一章

常识与预防

1. 什么是结核病?

结核病是由结核分枝杆菌（中文简称结核菌，英文简称 MTB）引起的慢性传染病。结核菌可以侵入人体全身各个器官，但主要侵犯肺部，称为肺结核。在结核病中，肺结核最为多见，大约占 80%。

在 19 世纪的小说和戏剧中描写结核病病人常常是这样的：面色苍白、身体消瘦、一阵阵撕心裂肺的咳嗽。由于结核病病人大多面色苍白，为了和当时另一个人类杀手黑色瘟疫——黑死病区分开，人们把结核病称为白色瘟疫。我国也把结核病称为痨病，肺结核称为肺痨。十痨九死是过去我国民间广为流传用来形容肺结核病人悲惨结局的俗语。

2. 结核病离我们有多远?

说到结核病，很多人还一头雾水，认为结核病已经绝尘而去了，即使有也只存在于边远、贫穷地区。事实上，作为医务工作者，我们无时无刻不在和结核病打交道，时至今日，结核病仍然是世界上数一数二的传染病。据报道，每年全球有结核病新发病例800万~1 000万；每天，约4 500人因结核病失去生命。

3. 引起结核病的罪魁祸首是什么？

结核病是由一种被称为结核菌的细菌引起的。下面就让我们一起来认识一下结核菌。

（1）结核菌长啥样？

结核菌呈细长略带弯曲的杆菌，大小约4 μm × 0.4 μm，是一种需氧菌。

（2）结核菌有哪些特点？

结核菌生性懒惰，生长缓慢，潮湿温暖的肺脏是它们的最爱，在潮湿处即使不吃不喝也能存活 4 个月。同时结核菌也有怕湿热、怕酒精、怕紫外线等弱点。

4. 结核病是如何分类的？

中华人民共和国国家卫生和计划生育委员会于2017年11月9日发布了卫生行业标准《WS 196—2017：结核病分类》，将结核病做如下分类。

（1）按照病原学检查分类

①结核菌潜伏感染者：机体感染了结核菌，但没有发生临床结核病，没有临床细菌学或者影像学方面活动结核的证据。

②活动性结核病：具有结核病相关的临床症状和体征，结核菌病原学、病理学、影像学等检查有活动性结核的证据。

③非活动性结核病。

（2）按照病变部位分类，分为肺结核和肺外结核，其中肺结核又分为 5 类

①原发性肺结核。

②血行播散性肺结核。

③继发性肺结核。

④气管、支气管结核。

⑤结核性胸膜炎。

（3）按照耐药状况分类

①非耐药结核病。

②耐药结核病。

5. 吸入含有结核菌的飞沫一定会发病吗？

健康人吸入含有结核菌的飞沫不一定发病，是否发生结核病，主要取决于人体感染结核菌的数量和毒力的大小，以及人体自身抵抗力的高低。结核菌毒力强而人身体抵抗力低时则容易发生结核病。在携带结核菌的人群中，约有 1/10 会发展成结核病。一些抵抗力较低的人，如老年人，服用免疫抑制剂及糖尿病、癌症、艾滋病等病人，则更容易患上结核病。

6. 所有结核病都有传染性吗？

并非所有结核病病人都具有传染性，一般来说，只有显微镜检查发现痰液中有结核菌的肺结核病人才具有传染性。这类，医学上称为排菌病人（或称开放性肺结核），可将结核菌排入空气中，传染给周围人群。有研究表明，一个未治疗的排菌病人，一年之内会将结核菌传染给周围 10~20 个人；一些痰内没有查到结核菌的肺结核病人或多或少也具有传染性，但不是结核病的主要传染源；肺外结核病一般不具有

传染性，如：骨结核、肠结核等。

7. 结核病是如何进行传播的?

结核病主要通过以下三种方式进行传播：

（1）空气—呼吸道传播

这是结核病最主要的传播方式。病人在大声讲话、咳嗽和打喷嚏时，会释放出很多带有结核菌的飞沫。例如，一次咳嗽可以释放出3 500个飞沫，用力打喷嚏时释放出的飞沫数量很多，有4 500~1 000 000个。其中体积较大的飞沫迅速下降，落到地面，另外一些过小的飞沫很快在空气中蒸发掉。只有直径为1~5 μm的飞沫核可以在空气中飘浮数小时，甚至扩散至数米以外，健康人吸入后可引起感染的发生。另外，肺结核病人如果随地吐痰，痰液干燥后，痰中的结核菌与尘埃混在一起飞扬在空气中，健康人吸入肺内也可引起感染的发生。

（2）经消化道传播

结核病病人使用的餐具、吃剩的食物都可能留有结核菌，如和肺结核病人共用餐具、吃病人剩下的食物，也可通过饮食传播结核菌；饮用未消毒的牛奶或乳制品等可以感染牛分枝杆菌；替结核病病人倾倒痰杯后，如果操作者不及时认真清洁双手，用污染的手拿食物吃也可能受到感染。

（3）垂直传播

患结核病的母亲在怀孕期间，其体内的结核菌可通过脐带血液进入胎儿体内，胎儿也可通过咽下或吸入含有结核菌的羊水而感染。

除上述途径以外，结核菌还可经皮肤或黏膜的伤口直接感染，由于结核菌不能穿透皮肤，所以这种感染方式较为少见，但也应该引起人们注意。

• 知识拓展 •

什么是飞沫核？

飞沫核是病人排出的飞沫在空气中失去水分后剩下的蛋白质和病原体。

8. 抗结核治疗多久后才能消除其传染性？

一般来说，经过规范抗结核治疗 2~4 周，结核菌量明显减少，痰菌开始阴转，传染性就基本消失。但每个病人的具体情况不同，传染期也是不一样的。如果病情非常严重或者为耐多药结核病，则传染期会更长，有的可以持续几个月，甚至 2 年以上。

9. 哪些人群容易患结核病？

结核菌感染后头 2 年发病风险最高，有 5%~10% 的概率发展为结核病。有人也可能终身不发病。发病与否和感染者的抵抗和细菌的毒力有关。特殊的生活习惯使得人们容易患病，如熬夜、吸烟、饮酒、吸毒等。特殊的生命周期会让人免疫力下降，也容易罹患结核，如孕产妇、老人、孩子，尤其值得一提的是学龄青少年，平常在校一起学习，相互间接触机会多，另外学习压力大，体育锻炼少，身体抵抗力下降，都会增加患结核病的机会，大家可要提高警惕！本身患有一些削弱细胞免疫力的疾病：比如艾滋病、糖尿病、尘肺病、肿瘤、需进行血液透析治疗的尿毒症，胃大部切除者等，也容易受结核菌感染。

10. 个人可采取哪些措施预防结核病?

（1）增强个人抵抗力

加强锻炼，保持均衡饮食，注意劳逸结合，提高自身抵抗力。结核菌看不见摸不着，要完全避免吸入是极难实现的，但只要人体抵抗力强，就不容易发展成为活动性结核病病人。

（2）房间多通风

经常开窗通风，保持室内空气新鲜是降低空气中带菌飞沫浓度简单有效的方法。假如肺结核病人的排菌量是固定的，房间每通风 1 次，空气中的含菌量便减少 1/2。这样，随着通风次数的增加，接触者吸入结核菌的风险便显著降低。

（3）佩戴口罩

戴口罩就如一道屏障，是预防结核菌侵犯的一种防病利器，到结核病病人聚集场所要佩戴口罩。

（4）养成良好个人卫生习惯

不要随地吐痰；咳嗽打喷嚏时应掩住口鼻，不要对着他人；勤洗手，多喝水，不吸烟，不酗酒。

（5）儿童按时完成卡介苗的预防接种

接种卡介苗（BCG vaccine）虽然无法杜绝结核菌感染，但能减少结核病的发生，即使发生了感染，疾病症状也会相对轻微一些。

（薛秒，何燕，王奕乐）

11. 有没有可以预防结核病的药物?

结核病的药物预防是指对已感染结核菌尚未发病的人群，给予抗结核药物，以预防结核病的发病。异烟肼目前是预防结核病的主要药物，但是否需要预防用药和用药剂量应咨询专业医生。

• 知识拓展 •

什么是联合用药？

联合用药是指为了达到治疗目的而采用两种或两种以上药物同时或先后应用，其结果主要是增加药物的疗效或减轻药物的毒副作用，但是有时也可能产生相反的结果。合理的联合用药以提高疗效和（或）降低不良反应为基本原则。

12. 哪些人群需要预防性药物治疗？

（1）人类免疫缺陷病毒（HIV）感染者，以及有 HIV 感染危险因素怀疑为 HIV 感染者。

（2）家庭内与新发现传染源有密切接触的结核菌素试验阳性（特别是强阳性）的少年儿童。

（3）结核菌素试验阳性、X 线检查提示有非活动性病变，且以前没有经过抗结核药物治疗者。

（4）新感染病例，特别是 5 岁以下婴幼儿或青春期结核菌素试验强阳性者。

（5）结核菌素试验阳性，处于结核高度好发的范畴内，如长期服用糖皮质激素或其他免疫抑制剂治疗者、长期进行放射治疗并有非活动性结核病变者、白血病或胶原病病人、糖尿病或硅肺病病人、胃切除术后等。

（6）某些职业（35 岁以下结核菌素试验强阳性）人群，如新入伍士兵、接触结核病的青年医务工作者等。

（7）有精神病、肝炎、异烟肼中毒者，孕妇，嗜酒者禁忌药物预防。

• 知识拓展 •

什么是免疫抑制剂?

免疫抑制剂是对机体的免疫反应具有抑制作用的药物，能抑制与免疫反应有关细胞的增殖和功能，能降低抗体免疫反应。免疫抑制剂主要用于器官移植抗排斥反应和自身免疫性疾病如类风湿关节炎、红斑狼疮、皮肤真菌病、膜性肾小球肾炎、炎性肠病和自身免疫性溶血性贫血等。

13. 怀疑结核病应该去哪儿就诊？如何筛查？

如果怀疑得了结核病，可前往当地正规结核病防治机构或指定的医疗预防保健机构进行诊治。目前结核病筛查的主要方式有：

（1）问诊

问诊方法简单易行，医生可以通过病人的自觉症状、结核病接触史、结核菌素反应史和既往史来判断。曾经接触过结核病病人特别是痰菌阳性的人群比没有接触过结核病病人的人群患病率高，结核菌素试验从阴性转为阳性或者已经为阳性的人群患病率比结核菌素试验阴性的人群高。

（2）结核菌素试验

结核菌素试验是现行识别结核菌感染的最好方法。结核菌素反应硬结≥ 5 mm 为阳性，即表明已受结核菌感染，儿童时期的感染是成人继发性肺结核的来源，因此控制儿童时期早期结核感染极为重要。

（3）X 线检查

X 线检查在肺结核的筛选诊断上有很大价值。

（4）痰结核菌检查

痰结核菌检查对确定诊断和发现传染源有决定性意义，多与 X 线透视等其他检查方法联合起来用于筛选诊断。在无X线设备地区或其他筛检方法不能应用时，对偏僻山区、行动不便的老年病人可直接查痰菌进行筛查。

14. 我国政府对哪些结核病病人提供免费治疗?

目前，我国政府主要对痰涂片阳性的传染性肺结核病人或初治痰涂片阴性的肺结核病人提供免费检查和免费抗结核治疗。病人可到当地的结核病防治机构接受免费检查和治疗。免费检查的范围包括：拍摄X线胸片和痰涂片检查。免费治疗的范围包括：统一方案的抗结核药物，但其他费用仍需自付。

• 知识拓展 •

什么是初治肺结核?

初治肺结核是指初次发现肺结核，并未接受过任何抗结核药物治疗，或发现肺结核后进行抗结核治疗，但疗程不超过1个月的病人。

15. 结核病会遗传吗?

结核病是一种慢性传染性疾病，并不是遗传性疾病。一般家庭内有数位感染结核病的病人，往往是由于其中有痰菌阳性的肺结核病人通过说话、打喷嚏、咳嗽等方式将含有结核菌的飞沫排出到空气中，其他家庭成员吸入之后而感染患病。

16. 患了结核病能够结婚生育吗?

结核病是经呼吸道传播的传染性疾病，不是性传播疾病，极少通过性接触传播。病人在疾病发展期，传染性相对较高，夫妻健康一方与其亲密接触容易经呼吸道吸入患病一方排出的结核菌而被感染。此外，结核病病人通常比较消瘦、乏力，应减少体力消耗，尽量避免性生活，在有效治疗 2 个月之后可以有适度的性生活。女性育龄期病人应采取避孕措施，以免妊娠导致病情加重和影响胎儿发育不良及死胎，待疾病治愈停药半年以后生育功能正常的情况下，在专业妇产科医生指导下妊娠。

17. 什么是卡介苗?

卡介苗（BCG vaccine）是由减毒牛分枝杆菌悬浮液制成的活菌苗，主要用于预防结核病及恶性肿瘤辅助治疗，接种卡介苗后对结核菌的免疫期为 3~4 年。

• 知识拓展 •

卡介苗注射适应证及注意事项

（1）适应证

①适用于出生3个月以内的婴儿。

②现用于治疗恶性黑色素瘤，或在肺癌、急性白血病、恶性淋巴瘤根治性手术或化疗后作为辅助治疗，均有一定疗效。

③灭活卡介苗还用于预防小儿感冒，治疗小儿哮喘性支气管炎，以及预防成人慢性支气管炎。

（2）注意事项

①接种后2周左右，局部可出现红肿浸润，若随后化脓，形成小溃疡，可用1%甲紫涂抹，以防感染。一般8~12周结痂，如遇局部淋巴结肿大可用热敷处理；如已软化形成脓包，可用灭菌注射器抽脓；如已穿孔，则请医师检查，可用10%磺胺软膏或20%对氨基水杨酸软膏处理。

②凡患有结核病、急性传染病、肾炎、心脏病、湿疹、免疫缺陷症

或其他皮肤病者均不予接种。

18. 错过卡介苗最佳接种时间可以补打吗?

2012 年中国疾病预防控制中心免疫规划中心关于卡介苗接种的规定为:

(1)未接种卡介苗＜3 月龄的婴儿可直接补种。

(2)3 月龄 ~3 岁儿童对结核菌素纯化蛋白衍生物(TB-PPD)或卡介苗蛋白衍生物(BCG-PPD)试验阴性者，应予补种。

(3)≥4 岁儿童不予补种。

(4)已接种卡介苗的儿童，即使卡介苗接种后瘢痕未形成也不再予以补种。1995 年世界卫生组织(WHO)声明卡介苗复种没有科学依据，我国卫生部也于 1997 年规定停止推行卡介苗复种工作。

19. 结核病的新疫苗有哪些? 可以用于预防接种了吗?

迄今卡介苗是唯一获得预防结核病许可的疫苗，卡介苗在预防儿童结核性脑膜炎及播散性结核病上有显著的效果，但却不能预防成年人感染结核菌。

20. 流动人口如何预防结核病?

2008 年卫生部疾病预防控制局、卫生部医政司、中国疾病预防控制中心发布的《中国结核病防治规划实施工作指南》(2008 年版)和《〈全国结核病防治规划(2001—2010 年)〉2006—2010 年实施计划》已将流动人口结核病防治列入其中，主要防控策略有:

(1)加强区域联系与合作

将全国作为一个整体，各地区间加强结核病控制的联系与合作，利用区域整体卫生资源开展结核病防治工作，而不一味追求控制本地居民的结核病疫情。只有各地区、各部门通力协作，才能最有效地对我国流动人口的结核病防治发挥推动作用。

（2）增加政府投入

由于流动人口自身的特点，流动人口结核病病人比常住人口结核病病人更需要经济上的支持。政府制定相应的政策法规，将流动人口的结核病控制纳入区域结核病控制规划，提高医保报销比例，保证流动人口结核病管理经费持续投入。

（3）建立和完善激励机制

在政策上扩大医疗费用的减免范围，建立和健全激励机制，进一步减轻病人的疾病负担，有助于督促病人完成疗程，如：为流动人口中的低收入人群提供交通费、住宿费、餐补等费用支持。

（4）加强宣传教育及筛查力度

各地应针对流动人口的特点，在人口密集的工地、工厂、车站等场所通过书籍、报纸等多种形式普及结核病防治知识，提高流动人口对结核病的知晓率，使感染者能早发现、早识别、早治疗；优化医疗资源，提高对基层医院医疗的投入，加强基层医院及传染病防治组织机构的人员培训，提高专业水平，降低漏诊率。

（5）加强流动人口结核病防治研究

目前，流动人口结核病的控制及病人管理还缺乏必要的调查研究，我国关于流动人口肺结核病人转出后的治疗管理情况以及卫生服务需求方面的研究还不够，对流动人口结核病状况的研究在我国尚处在开始阶段，大量未知领域有待探索，应加强该领域的科研投入与力度。

21. 肺结核密切接触者如何预防结核病？

（1）最好安排病人独居一室，选择空气流通、阳光充足的房间，经常开窗通风。

（2）痰菌阳性病人在病情允许的情况下戴一次性外科口罩（图 1–1），与病人密切接触者应佩戴 N95 口罩。

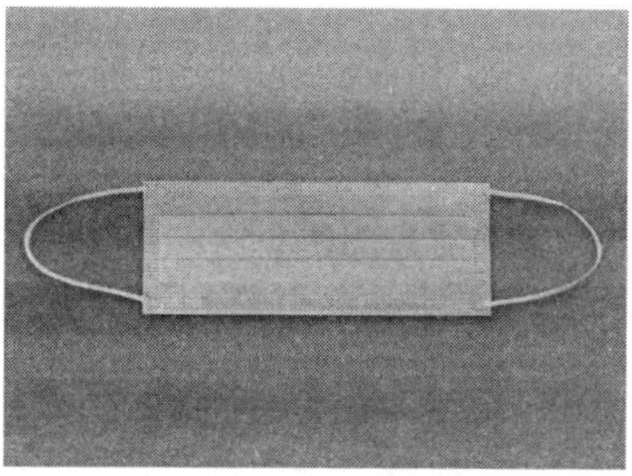

图 1–1　一次性外科口罩

（3）病人不得面对他人咳嗽、打喷嚏等，咳嗽时用手或纸巾遮盖口鼻。

（4）不随地吐痰，应将痰液吐在专用加盖痰杯中，并经 2 000 mg/L 的含氯消毒液浸泡处理后倒入厕所或放于塑料袋中密封焚烧处理（痰杯及消毒液每 24 小时更换 1 次）。

（5）结核病病人的物品要专人专用并经常消毒和清洗，一般食具可煮沸消毒，时间为 10~15 分钟；衣物、被褥等可阳光或紫外线照射消毒 2~3 小时；不易加热或照射消毒的物品可用含氯消毒液擦拭消毒（84 消毒液等）。

22. 结核病病人亲友到医院探视时应该注意什么？

（1）患有急性传染病、呼吸道感染者不宜入院探视，以免交叉感染。

（2）探视时间内，每次探视人数不宜过多，儿童、老年人及免疫力低下人员最好不要来院探视，以免被传染。

（3）探视者戴好口罩，建议佩戴N95口罩。

（4）探视时间不宜过久，探视者应保持室内安静、整洁，不得高声说笑影响其他病人休息，不得随地吐痰，不在室内吸烟。

（曹金秋，刘祥敏）

第二章

临床表现

1. 全身哪些器官会发生结核病？患了结核病有哪些表现？

提到结核病的时候，大家首先想到的就是肺结核，其实结核病是一个全身性的疾病，可侵犯全身除头发丝和指甲盖的各个器官，危害极大。结核病包括了肺结核、淋巴结核、神经系统结核、消化系统结核、泌尿生殖系统结核、骨及骨髓结核、皮肤结核、眼部及耳鼻喉结核等，此外还有结核性心包炎及腹膜炎等，其中以肺结核最为多见。

结核病的主要表现包括结核所引起的全身症状及累及相应系统所引起的器官功能障碍。全身症状包括盗汗、疲乏倦怠、潮热、间断或持续午后低热、食欲不振及体重减轻，育龄期女性病人可伴有月经失调或闭经。少数病人可伴有结核性超敏反应表现，包括结节性红斑或环形红斑、疱疹性结膜炎 / 角膜炎等。其中肺结核表现主要有咳嗽、咳痰、痰中带血或咯血、胸痛伴有不同程度的呼吸困难等。

2. 什么是肺结核?

肺结核是指发生在肺组织、气管、支气管和胸膜的结核病变，它是由结核菌所引起的一种慢性传染性疾病。肺结核可分为原发性肺结核、血行播散性肺结核、继发性肺结核、气管及支气管结核、结核性胸膜炎。

3. 什么是开放性肺结核?

每当提到肺结核的时候，常常都有人闻而色变，担心传染给自己或身边的人，其实并不是所有的肺结核都具有传染性，比如单纯的结核性胸膜炎、血行播散性肺结核等都不具有传染性。这里所说的具有传染性的肺结核，我们称之为开放性肺结核，其具体定义是指病人痰液中有结核菌排出的肺结核，具有较强的传染性，其中痰涂片阳性的肺结核病人传染性最强，仅痰培养阳性的病人传染性相对较弱，须进行隔离治疗。

4. 活动性肺结核的诊断标准是什么?

活动性肺结核的诊断标准：

（1）痰结核菌检查结果为阳性。

（2）痰结核菌检查结果为阴性，但具下列情况之一：

①胸部影像学检查提示肺部有渗出性病变、干酪性病变伴有周围渗出性病变、空洞性病变及增殖性病变，从未进行抗结核治疗。

②胸部影像学检查提示肺部有渗出性病变、干酪性病变伴有周围渗出性病变、空洞性病变及增殖性病变，正在进行规律抗结核治疗但未完成规定疗程。

③原痰结核菌检查结果阳性，正在进行规律抗结核治疗未完成规定疗程，此次痰结核菌检查结果已为阴性。

④原痰结核菌检查结果为阴性病人抗结核治疗＜3个月，或原痰结核菌检查结果为阳性病人初治者抗结核治疗＜5个月、复治者抗结核治疗＜6个月，且中断治疗＜2个月，此次痰结核菌检查结果已转阴性。

⑤原痰结核菌检查结果为阴性病人抗结核治疗＞3个月，或原痰结核菌检查结果为阳性病人初治者抗结核治疗＞5个月、复治者抗结核治疗＞6个月，且中断治疗＞2个月，本次痰结核菌检查结果为阴性，但胸部影像学检查示肺部结核病变较上一次病灶明显增多或/和有新的空洞形成，或结核中毒症状明显、血沉增快；如仅有本次胸部影像学检查异常，至少观察3个月，若新发现活动性病变、病变较前增多、新出现空洞、痰菌转为阳性，均视为活动性肺结核。

5. 什么是难治性肺结核?

经内科长期治疗效果不佳的复治排菌的肺结核称为难治性肺结核。难治性肺结核患者应该尽快去专科医院就诊，避免病情的进一步加重，造成疾病迁延不愈，增加家庭、社会的经济负担。

6. 肺结核常见症状有哪些?

肺结核的主要表现包括了结核病所引起的肺部症状以及全身症状，具体如下所述：

（1）咳嗽、咳痰：是肺结核最常见的症状。咳嗽较轻，干咳或少量黏液痰，有支气管结核时可表现为刺激性咳嗽，若合并细菌感染时痰液可呈脓性。

（2）咯血：1/2~1/3病人可出现咯血，可表现为痰中带血或少量咯血，少数为大咯血。

（3）胸痛：部分病人伴随呼吸运动和咳嗽加重，可出现不同程度的胸痛。

（4）呼吸困难：病人可出现不同程度的呼吸困难。

（5）全身症状：包括盗汗、疲乏倦怠、潮热、间断或持续午后低热、食欲不振及体重减轻，育龄期女性病人可伴有月经失调或闭经。少数病人可伴有结核性超敏反应表现，包括结节性红斑或环形红斑、疱疹性结膜炎 / 角膜炎等。

7. 怎样早期发现肺结核？

我国是结核病的高发地区，因此对于无症状的人群，如属于肺结核高危人群（包括免疫低下宿主人群、肺结核病人密切接触者、流行疫区人群等），需密切监测，定期体检，尤其是影像学检查。对于有肺结核症状或疑似症状的人群，需及时前往专科医院就诊。

8. 肺结核病人为什么会咯血？

很多肺结核病人都有咯血的症状，肺结核咯血原因多为渗出性病变、干酪性病变或空洞性病变引起局部血管侵蚀损伤、变形、扭曲和扩张，易导致血管破裂出血。此外长期咳嗽的机械刺激所引起的毛细血管破裂等也是造成咯血的原因。

9. 咯血是不是表示结核病很严重？

1/2~1/3 病人可出现不同程度的咯血，可表现为痰中带血或少量咯血，少数为大咯血，较为严重，危及生命。因此，咯血并不能表示结核病很严重，结核病严重程度跟病变部位、时间、疗效等有关。

（董佳佳）

10. 咯血时需要注意些什么？

喉及喉部以下的呼吸道和肺出血，经口腔咳出称为咯血。临床上根据病人咯血量将咯血分为四类：痰中带血；少量咯血（≤ 100 ml/d）；中量咯血（100~500 ml/d）；大量咯血（≥ 500 ml/d，或一次≥ 300 ml）。少量咯血有时仅表现为痰中带血，大咯血时血液从口鼻涌出，常可阻塞呼吸道，造成窒息死亡。因此，咯血时病人应注意：

（1）休息

咯血病人会因劳累过度、生活无规律、情绪波动、气温骤降等，使原有的病情加重。要防止大咯血，应在病人感觉胸闷、心慌、喉部发痒，有血腥味及吐血痰时，立即卧床休息，注意身心安静。中量及大量咯血病人应绝对卧床休息，大小便均在床上使用便器进行，以防止活动加重咯血。出血停止 3 天后病人可下床活动，首先应在病床周围活动，未再咯血后方可到室外进行适当的活动，如散步。

（2）卧位

少量咯血病人取患侧卧位安静休息；中量到大量咯血病人应绝对卧床休息，大咯血时应平卧、头偏向一侧，便于将血液咯出。为防止窒息，绝对不能坐起咯血。若明确咯血部位，病人可采取患侧卧位，这样可使胸部受到压迫，呼吸活动受限，从而使病灶部位得到相对的休息，减少咯血。同时也可以防止病变部位分泌物向周围扩散。鼓励病人将已经在喉头、气管的血痰或余血咯出，不能因为怕咯血而憋住不咳，这样会引起血液淤积，有引起窒息的危险。

（3）保持呼吸道通畅

咯血时轻轻拍击病人健侧背部，嘱咐病人不要屏气，以免引起喉头痉挛，使血液引流不通畅，导致窒息。痰液黏稠、没有力气咳出的病人，可以通过口鼻腔进行吸痰。

（4）基础护理

①病人的房间要保持安静，避免光线太强，尽量避免亲朋好友的探视，给病人提供一个良好的休息环境。

②有假牙的病人，应尽早取出假牙；咯血后口腔会有血液的残留，引起病人的不适感，同时应避免因口咽部异物刺激而引起剧烈咳嗽，以此诱发咯血，因此应做好病人的口腔清洁卫生。

③病人咯出的血液应及时清理，如污染的床单、衣物等，有助于稳定病人的情绪，增加安全感，避免因精神过度紧张而加重咯血。

（5）饮食

①大咯血期间应禁食。

②少量咯血时可以进食温凉、易消化的流质饮食。

③当咯血停止后可以食用清淡、易消化、高营养的流质或半流质食物，如各种肉粥类等，再逐步过渡到软食。

④食物不易过热，忌食生、冷、硬、辛辣的食物。

⑤戒烟戒酒。

⑥避免饮用刺激性较强的饮料，如咖啡、浓茶等。

⑦多食蔬菜水果，保持大便通畅，避免过度用力排便而引起反复咯血，便秘的病人，可适当使用缓泻剂或开塞露帮助排便。

（6）止血药物的应用

对咯血病人的治疗，还可辅以云南白药、止血酶、氨甲环酸等止血药治疗，咯血量大时可使用垂体后叶素，有禁忌证如高血压、冠心病及处于妊娠期的病人，可选用酚妥拉明、普鲁卡因等非常规止血药。对于经一般止血治疗仍咯血不止的病人可适量使用激素类药物，但一定要在强有力的抗结核治疗下谨慎使用。对于内科保守治疗效果不佳，且反复大咯血者，可采用支气管镜止血疗法进行有效的止血。用药期间，需观察用药后病人咯血情况，及用药后的不良反应。部分病人经上述治疗仍难以止血，且其咯血量大直接危及生命时，应考虑外科手术治疗。

（7）保持情绪稳定

咯血的病人多有紧张、焦虑、不安的情绪出现，这些情绪可加重咯血，因此尽量做好安慰解释工作，使病人消除紧张恐惧情绪。过度紧张的病人可以适当使用镇静剂，以利于休息和止血。

11. 如何进行大咯血病人失血性休克及窒息的家庭救护？

在家庭中遇到病人咯血时，陪伴人员应沉着冷静，果断处理：

（1）首先应让病人绝对卧床休息，积极安慰病人从而消除其紧张情绪。相反，如果仓促搬动病人，沿途颠簸，就会使病人心跳加快，心输出量增加，血压升高，出血量增多而咯血不止。

（2）若病人感到血从某一侧出来时，则应侧卧于出血的一侧，如果不能确定咯血的一侧，则应平卧，待咯血减少后再送医院查治。

（3）病人在大咯血过程中如咯血骤然减少或中止，同时出现胸闷和极度烦躁不安，大汗淋漓，表情恐怖或精神呆滞，喉头作响，面色呈猪肝色，瞪眼张口，双手乱抓，四肢湿冷，呼吸浅而急促，神志不清的症状时，应警惕发生窒息的可能。家属应立即抱起病人的下半身，使其身体倒置与床面成45°~60° 角，以保持充分的引流体位。另一人轻托病人的颈部，使头向背部屈曲，同时以空心掌拍击背部以倾倒出肺内的血液。

（4）立即与急救中心联系，以免延误治疗。

（姜美玲，刘甜）

12. 肺结核空洞是怎么形成的？

肺结核空洞多是由干酪渗出性病变溶解、坏死物排出以后在肺内形成洞壁不明显的、多个空腔的虫蚀样薄壁空洞；若引流支气管出现部分阻塞时，可因活瓣效应出现可迅速扩张和缩小的壁薄张力性空洞；以及肺结核球干酪样坏死物质排出后形成的干酪样溶解性空洞。应用有效的抗结核治疗后多次检查痰菌已转阴，但空洞仍不愈合，空洞壁由纤维结缔组织及上皮细胞构成，则形成净化空洞。

• 知识拓展 •

什么是引流支气管？

在肺结核空洞与肺门方向可见条状或双轨状的引流支气管（也可称为结核引流管），是由空洞引流的支气管感染结核菌后使支气管壁黏膜增生、肥厚形成的。

13. 什么是结核性胸膜炎？

结核性胸膜炎是结核菌直接波及胸膜引起的渗出性炎症，多发生于儿童和40岁以下的青壮年人，分为干性胸膜炎和渗出性胸膜炎两大类。

（1）干性胸膜炎：可发生于胸膜腔的任何部位。其症状轻重不一，有些只有轻微胸痛，而且可以自愈。

（2）渗出性胸膜炎：病变多为单侧，胸腔内有容量不等的渗出液，一般为浆液性，偶见血性或化脓性渗出液。

14. 结核性胸膜炎有哪些表现？

结核性胸膜炎大多起病较急，其症状主要表现为结核病所致的全身症状和胸腔积液所致的局部症状。

（1）结核病的全身症状

包括盗汗、疲乏倦怠、潮热、间断或持续午后低热、食欲不振及体重减轻，育龄期女性病人可伴有月经失调或闭经。少数病人可伴有结核性超敏反应表现，包括结节性红斑或环形红斑、疱疹性结膜炎 / 角膜炎等。

（2）胸腔积液的局部症状

有咳嗽、干咳、胸痛和呼吸困难，严重的可出现心悸、端坐呼吸和发绀。

15. 胸膜肥厚和胸膜粘连对健康有危害吗?

（1）胸膜肥厚

胸膜肥厚是指在胸膜病变基础上，纤维蛋白沉着和肉芽组织增生而致纤维化，使胸膜厚度增加的现象。它是胸膜疾病的影像学表现，也是渗出性胸膜炎或胸腔积液的结果。

（2）胸膜粘连

主要是胸腔内的脏层胸膜和壁层胸膜粘连在一起，这种疾病往往由炎症、结核或者外伤引起。病人胸膜腔内积液常常有渗出的蛋白质，这些蛋白质黏附在胸膜上，导致壁层胸膜和脏层胸膜黏合在一起。

轻度的胸膜肥厚和局部粘连，病人多无明显症状，对机体健康也无明显影响，需定期随访；若病人胸膜粘连及肥厚明显，呼吸时可能伴随胸痛并长期存在，可对症治疗；若病人胸膜广泛重度粘连，甚至有纤维板形成，则可引起严重的限制性呼吸功能障碍，造成严重影响，可能需要药物甚至手术处理。

16. 结核性胸膜炎病人为什么会胸痛?

结核性胸膜炎的病人常常会觉得胸部疼痛，胸痛多在疾病早期，位于胸廓呼吸幅度最大的腋前线或腋下后方，呈锐痛，随呼吸加深或咳嗽而加重。数天后由于胸腔积液逐渐增多，胸痛逐渐减轻或消失，同时可出现不同程度的呼吸困难。医生会根据病人胸腔积液情况行胸腔穿刺抽液，以减轻病人呼吸困难症状，促进疾病恢复。胸痛的主要原因是胸膜上分布有丰富的神经，患结核性胸膜炎时炎症及释放的炎症因子可直接刺激神经引起疼痛；当胸膜炎引起胸膜粘连时，呼吸运动所引起的机械牵拉也可引起胸痛，所以某些结核性胸膜炎病人结核病虽已治愈，但是由于胸膜粘连不可逆，所以胸痛可能会长期存在。

17. 结核性胸膜炎病人为什么会形成胸腔积液?

结核性胸膜炎由于炎症累及胸膜，使得胸膜内毛细血管通透性增加，导致胸腔积液形成。病人临床症状（如呼吸困难）和积液量有关，积液量少于 500 ml 时症状多不明显，大量积液时心悸及呼吸困难更加明显。

18. 结核性胸膜炎病人为什么要及时抽胸腔积液治疗?

由于结核性胸膜炎的胸腔积液蛋白质含量高，容易引起胸膜粘连，而且大量的胸腔积液可压迫肺组织、心脏及血管，影响病人呼吸功能，故需要及时行抽胸腔积液治疗，抽胸腔积液还可减轻病人呼吸困难和结核菌毒性症状，使病人体温下降，促进疾病恢复。

（董佳佳）

19. 安置胸腔引流管后应该注意什么?

（1）管道应妥善固定

用灭菌敷贴固定穿刺口，注意胸腔引流管与引流瓶接头处部位的连接，必要时用胶布进行缠绕固定；病人卧床时可以将引流瓶用绳子固定于床旁，起床活动时应先取下引流瓶，再进行移动，防止引流管因外力拉扯脱出。将引流瓶放置于低于胸部水平面 60~100 cm 处，防止液体逆流进入胸腔而引起感染。

（2）保持引流通畅

避免引流管扭曲、受压、折叠，导致引流不通畅；改变体位时首先应确认引流管通畅，再进行体位变换。如管道内有较多絮状物堵塞，应用生理盐水冲洗，冲洗后仍堵塞，应更换引流袋或重置引流管。

（3）观察引流液的量、颜色、性状

安置引流管术后 24 小时应记录引流液的量、颜色、性状；若鲜红色引流液＞200 ml/h，连续 3 小时不减少，同时引流管有温热感，应警惕有出血的可能，应立即通知医务人员进行处理。

（4）卧位与休息

病人选择自己感觉舒适的体位，有呼吸困难的病人应取半坐卧位，病情允许的情况下可进行适当活动。

（5）饮食

选择高蛋白、高热量、富含维生素及钙、易消化的食物，多食新鲜蔬菜、水果。保持大便的通畅，避免因用力排便而引起伤口疼痛。

（6）预防并发症

①出血：胸腔内出血是比较严重的并发症，因此应严密观察病人的生命体征及引流液的量、颜色、性状等，发现病人引流液增多、颜色鲜红，病人脸色苍白、血压下降，应考虑有出血发生，应立即通知医务人员进行处理。

②肺不张和感染：病人多因疼痛会不敢咳嗽，长此以往会导致病人发生肺不张或感染；因此应鼓励其进行有效咳嗽、咳痰，协助拍背、翻身进行排痰，必要时遵医嘱进行雾化帮助排痰。

③皮下气肿：观察置管周围皮肤是否有捻发感，若有则是发生了皮下气肿，每天观察皮下气肿范围，轻微皮下气肿可不用处理，自行吸收；较严重皮下气肿，引起病人呼吸困难，应通知医务人员进行胸部皮肤小切口排气。

20. 安置的引流管不慎脱落，自己该怎么处理?

（1）引流管连接部分脱落：病人立即用手折叠近端引流管，同时通知医务人员进行处理。

（2）胸腔引流管完全脱落：病人应立即屏气，用手捏住伤口周围皮肤，稳定及平复自己的情绪，立即通知医务人员进行处理。

（姜美玲）

21. 什么是结核性脑膜炎?

结核性脑膜炎是一种严重的继发性结核病，继发于身体其他部位的结核病灶。绝大部分原发病灶早期分布在肺部和气管、支气管淋巴结，也可以是肠系膜淋巴结及泌尿生殖器官或骨。这些病灶中的结核菌通过病灶内或附近破损的微血管进入血流引起菌血症，若进入中枢神经系统则有机会引起脑膜炎症，是最严重的结核病类型。其多发生于儿童及青少年，诊断的金标准为脑脊液中发现（直接检出或分离培养出）抗酸杆菌。

22. 结核性脑膜炎有哪些常见症状?

临床上常常有结核性脑膜炎病人在发病早期出现发热、头痛、呕吐等症状时没有及时就医，或误认为是感冒等其他疾病而延误治疗，导致结核性脑膜炎加重而治疗效果差，预后不良。因此，正确认识结核性脑膜炎常见临床症状，可以使病人早发现、早治疗，提高治愈率，使预后良好。

（1）Ⅰ期

早期以发热、乏力、纳差、盗汗等结核中毒症状为主，部分伴有头痛、呕吐等颅内压增高症状，偶有嗜睡、烦躁等轻度脑实质受损症状。

（2）Ⅱ期

随着病情加重，病人逐渐出现明显颅内压增高症状及脑膜刺激症状，且脑实质受损病人较多。

（3）Ⅲ期

病人会出现脑实质受损症状，轻者嗜睡、昏睡，重者可发作癫痫、意识不清，并出现不同程度肢体瘫痪。

Ⅰ期致残率及病死率均较低，而Ⅲ期病人病死率高达50%，或者遗留不同程度的神经功能缺损。

23. 得了结核性脑膜炎会变傻吗？

结核性脑膜炎是一种损害中枢神经系统的严重结核病，约有50%的结核性脑膜炎病人致死或严重致残，在生存病人中20%~30%会留下永久性的中枢神经系统后遗症，认知能力下降即俗称的变傻，也是后遗症中的一种。

24. 结核性脑膜炎病人做腰椎穿刺术的目的是什么？

结核性脑膜炎的临床常见表现为发热、头痛、头晕、呕吐等，这些临床表现往往缺乏特异性，因此需要做腰椎穿刺术，留取病人脑脊液进行检查，来鉴别多种神经系统疾病，对疾病进行确诊。也需要做腰椎穿刺术测量脑脊液压力值，以此判断治疗方案及治疗效果。此外，某些结核性脑膜炎病人需进行鞘内注射或脑脊液置换来达到治疗的目的，也要做腰椎穿刺术。

25. 什么是支气管结核？

支气管结核是肺结核的一种特殊类型，是发生在气管、支气管及其分支的结核病。临床表现为：发热、盗汗、乏力等结核中毒症状，轻重不等。咳嗽多为刺激性干咳，也可伴咳痰、咯血，若存在气道内增生病灶或瘢痕狭窄导致气道阻塞，则表现为呼吸困难、胸闷、痰不易咳出，胸骨后疼痛或压迫感。支气管结核的诊断主要依靠纤维支气管镜检查。

26. 支气管结核病人传染性是不是更强?

支气管结核由于其病变部位在支气管，所以咳嗽症状较为明显，支气管又是与外界相通的器官，更容易将结核菌排出在空气中，因此支气管结核传染性较强，传播途径主要是病人在咳嗽、咳痰或打喷嚏时带菌的飞沫进入空气中进行传播。

27. 什么是腹腔结核病?

腹腔结核病包括胃、肝、脾、肠、腹膜及肠系膜淋巴结结核，其中以肠、腹膜及肠系膜淋巴结结核为多见。肠结核起病缓慢，早期症状常不明显，主要的临床表现为腹痛、腹胀、大便习惯改变（腹泻、便秘或腹泻与便秘交替），腹部可摸到肿块，以及发热、盗汗、消瘦、厌食、乏力等全身症状。结核性腹膜炎的临床表现缺乏特征性，多数表现为慢性腹痛、腹胀、发热、盗汗和体重下降；也有病人发病急骤，以急性腹痛或骤起高热为主要表现；还有少数病人起病隐匿或无明显症状，易被忽视。

28. 肠结核病人腹痛时能吃东西吗?

肠结核病人腹痛的发生可能与进餐引起胃肠反射或肠内容物通过炎症、狭窄肠段，引起局部肠痉挛有关。腹痛也可由部分或完全性肠梗阻引起，此时伴有其他肠梗阻症状。若肠结核病人已发生肠梗阻，则需禁食禁饮（不能吃东西）。因此，当肠结核病人腹痛时，需及时就医，请医生进行检查，判断能否进食，勿自行决定。

29. 肠结核病人腹痛时可以自行服用止痛药吗?

肠结核病人腹痛时不可自行服用止痛药。盲目止痛会掩盖病情，给诊断带来很大的困难，甚至造成生命危险。比如肠结核病人出现肠梗阻、肠穿孔等需要紧急处理的情况，自服止痛药导致腹痛症状减轻，病人可能因此不去就医或延迟就医，导致病情诊治延误甚至危及生命。

30. 肠结核病人什么情况下需要安置胃管进行胃肠减压？有什么作用?

（1）对肠梗阻者，需行胃肠减压：胃肠减压可减轻腹胀，有利于肠壁循环的恢复，减轻呕吐和腹痛的症状，避免吸入性肺炎的发生。少数轻型单纯性肠梗阻经有效的减压后肠腔可恢复通畅。对准备手术治疗的病人胃肠减压可减少手术操作困难，增加手术的安全性。

（2）对肠穿孔者，需行胃肠减压：可防止胃肠内容物经裂口继续漏入腹腔，减轻腹痛和全身中毒症状。

（3）肠结核病人术后需行胃肠减压：可减轻腹胀，降低腹腔压力，减少胃肠道吻合压力，有利于切口愈合。

31. 安置的胃管及胃肠减压装置多久可以拔除?

病人安置的胃管及胃肠减压装置应妥善固定，利于医务人员及时观察病人主诉及引流液颜色、性状、量，拔除胃管及胃肠减压装置需遵医嘱进行，具体时机如下：

（1）引流液减少或无引流液。

（2）腹胀、腹痛、恶心等症状减轻或消失。

（3）肠蠕动恢复、肛门排气。

（4）腹部 CT 检查显示肠梗阻、肠穿孔等症状好转，

（5）病人可经口进食。

（刘坤）

32. 腹水一次性放出越多越好吗？

腹水并不是一次性放出越多越好，一定要控制放腹水的量，不能一次性引流得太多，只能按照正规的操作过程，才能够起到缓解腹水引起的腹胀的效果。大量放腹水可以引起胸膜腔的急速变化，导致人体血液循环进行再分布，出现血压下降、心率加快等血液循环障碍的表现。一般第一次放腹水不宜超过 1 000 ml，第二次及后期放腹水每次不应超过 3 000 ml。

• 知识拓展 •

什么是腹水？

腹水是指腹腔内游离液体的过量积聚，是体征而并非一种疾病。任何病理状态下导致腹腔内液体量超过200 ml即称为腹水。

（姜美玲）

33. 腹腔结核病人什么情况下需要外科手术治疗？

腹腔结核病人满足下列条件之一者，需行外科手术治疗：

（1）并发完全性肠梗阻或有不完全性肠梗阻经内科治疗无好

转者。

（2）急性肠穿孔、肠道大出血或腹腔脓肿经内科治疗无好转者。

（3）肠瘘经抗结核化疗与加强营养而未闭合者。

（4）诊断有困难，与急腹症不能鉴别时，可考虑剖腹探查。

（刘坤）

34. 什么是淋巴结结核?

淋巴结结核是结核菌侵犯淋巴结所致的疾病，包括体表和深部淋巴结结核，是肺外结核的常见类型。根据统计，淋巴结结核占肺外结核的首位，儿童和青少年发病较多。浅表淋巴结结核以颈部最多（68%~90%），其次为腋窝；深部淋巴结结核包括胸腔、腹腔和盆腔等部位的淋巴结结核。

35. 淋巴结结核有哪些主要症状?

（1）浅表淋巴结结核

主要临床表现为颈部、锁骨上、腋窝、腹股沟等浅表部位的淋巴结长大、破溃、流脓，瘘管形成并经久不愈。

（2）纵隔淋巴结结核

表现为可压迫气管和主支气管引起阵阵干咳、吸气时气紧、口唇发紫，尤其是幼儿症状更为明显，最严重的可以发生窒息。少见的症状有吞咽困难、声音嘶哑等。

（3）腹腔淋巴结结核

局部症状常以腹痛、腹泻开始，腹痛为多位于脐周围、左上腹、右下腹的局限性固定性隐痛、钝痛或绞痛，阵发或间歇性发作。腹泻与便秘交替出现，也有便秘者可以摸得到腹部包块。

以上所有类型淋巴结结核可以伴随低热、盗汗、乏力、纳差等全身症状。

36. 淋巴结结核经治疗后包块能消退吗?

很多淋巴结结核病人（尤其是颈淋巴结结核的年轻病人）担心包块是否能消退，因为它影响美观，可使病人在工作、生活中产生自卑心态，那淋巴结结核包块能消退吗?

大多数淋巴结结核经有效抗结核治疗后病灶都能消退。如抗结核治疗后病灶反而长大，应及时就医，考虑诊断是否有误、存在变态反应或耐药结核。如抗结核治疗后肿块未能完全消退，则多系后遗的纤维化或钙化灶，无需特殊处理。

（杨澜）

37. 淋巴结结核包块破溃后伤口该如何处理?

（1）若在院外发生淋巴结结核包块破溃，首先应找干净的纱布包裹，立即到医院进行处理。

（2）到达医院后，医生选择病人舒适同时又能充分暴露伤口的体位，首先用 0.5% 的碘伏对伤口周围的皮肤进行消毒（有碘过敏者禁用），尽量充分暴露伤口。

（3）用小刮匙或小血管钳将脓腔内的脓液和干酪样坏死组织清理干净，然后用无菌生理盐水清洗伤口。

（4）待清洗完毕后，用无菌干棉球将伤口处残留的生理盐水擦干，医生可根据伤口情况选择药物（异烟肼、链霉素、卡那霉素）进行填塞，然后将浸满药液的纱条放到脓腔的最底部，以利于脓液的引流。放置纱条宜松，能达到充分引流效果即可。纱条放置过多、过紧，会影响创面的血运情况，从而延迟伤口的愈合。

（5）用无菌敷料对伤口进行包扎。

（6）对于窦道较深和脓液较少的病人，可在局部麻醉下进行清创术，刮除脓腔内难以引流的干酪样坏死组织，并尽量用镊子或小刮匙清除伤口内部干酪样组织、坏死组织及不正常肉芽组织，以便促进伤口愈合。

（7）密切观察换药后的破溃处脓液及分泌物的性质、颜色、量及气味，伤口愈合情况及敷料污染情况。若局部渗出液较多，应立即通知医务人员及时进行换药，同时应观察淋巴结的变化。

（姜美玲）

38. 淋巴结结核包块破溃后流出的分泌物有没有传染性?

淋巴结结核包块本身不会往外排菌，所以没有传染性。但当肿大的淋巴结中心软化，逐渐扩大或突然增大后，会出现波动感，形成脓肿，脓肿自行破溃或切开排脓后长期换药经久不愈，会形成溃疡、窦道，有分泌物流出，而分泌物有传染性，接触了病人的分泌物就有被感染的风险。所以淋巴结结核的病人应该早发现、早治疗，将病情控制在溃疡窦道型淋巴结结核前期，防止出现感染他人的情况。

39. 什么是骨与关节结核？有哪些类型?

骨与关节结核是结核菌感染骨与关节、滑膜所引起的常见肺外结核，占结核病总数的5%~10%。好发于青少年，起病缓慢，病程长，并发症多，常因骨骺与关节的损伤而影响骨发育生长和关节功能，严重者甚至导致终生残疾。

骨与关节结核中，以脊柱结核最多。关节结核按解剖部位分为：髋关节结核、膝关节结核、骶髂关节结核、腕关节结核、踝关节结核、肘关节结核、肩关节结核、胸锁关节结核。其他骨块整体发病率极低，发病部位尚无规律可循。

40. 骨与关节结核有哪些主要表现?

骨与关节结核一般起病隐匿，开始时症状少而轻微，病人通常不能说出是哪天起病，病程发展缓慢，常为数月到数年，甚至十余年。早期病人大多伴有低热，有时病人自己并不感到发热，只是测体温时发现，多在午后体温不正常。四肢某个关节或腰背部不适、酸痛或钝痛。部分病人有结核病接触史、过去或现在合并肺结核、结核性胸膜炎、淋巴结结核或泌尿系统结核等。女性常伴有不明原因的月经不调或闭经。

41. 脊柱结核病人会瘫痪吗?

脊柱结核合并瘫痪是脊柱结核严重的并发症之一，约有 10% 并发瘫痪，其中胸椎结核占 85%。脊柱结核引起的瘫痪是一种慢性、渐进性的压迫过程。结核病灶直接压迫脊髓，或脊椎结核病灶破坏了椎体，使脊柱发生病理性骨折脱位压迫脊髓，均会引起瘫痪。颈椎结核当颈椎骨质破坏，特别是第 1 颈椎（寰椎）有脱位与半脱位发生时，颈髓会受压造成高位截瘫，有时因突然发生延髓压迫而造成病人死亡。

42. 脊柱结核病人为什么会腰疼、腿脚麻木?

腰椎和腰骶段结核病人，如果脊髓神经受到压迫，早期表现多为腰疼，多以钝痛或酸痛为主。之后运动障碍（行走笨拙，双下肢无力，走路不稳，易于跌倒等），逐渐出现感觉障碍，表现为肢体感觉减退、麻木、肢体僵硬等。根据压迫部位的不同以及椎管受累情况，可出现截瘫、大小便障碍等。

43. 脊柱结核病人什么情况下需要手术治疗？

对于诊断确切，临床症状不重，骨破坏轻，脓肿不大，不伴有脊柱畸形、脊柱不稳和神经受损，对抗结核药物敏感的病人，都可以采用保守治疗。手术主要是针对病灶破坏引起的并发症，如：后突畸形、脊髓或神经根受压、脊柱不稳、合并瘫痪，抗结核药物治疗效果差或需手术获取标本辅助诊断等。若病人局部疼痛剧烈，不能下地行走，常规止痛药物无效时，也可以考虑手术治疗。

（杨澜）

44. 脊柱结核病人康复期如何进行锻炼？

对于脊柱结核病人，康复训练与治疗应同时进行，整体治疗和局部治疗兼顾。无论有无神经系统功能的改变，病人都会因为制动等措施，导致相关器官功能和肢体功能的下降，因此应尽早进行康复训练，珍惜康复时机，节约康复时间，保证康复的效果。康复训练应紧密围绕功能需要进行，并循序渐进。

脊柱结核病人的主要康复措施：

（1）体位的摆放和变换

由于脊柱结核病人卧床时间较长，因此应选择正确的体位以便预防肌肉萎缩、肢体挛缩、关节活动度丧失等并发症。术后因脊柱结核病人的脊柱尚不牢固，嘱咐其翻身时需重点注意保持脊柱的水平直线位。为病人翻身时要两人同时操作，因手术切口过大，术后伤口疼痛等原因，一般侧卧 30°～50° 即可。必须在背部及腰骶部同时垫上相同厚度的软枕，注意保持脊柱的水平直线位，避免扭曲、旋转；术后仍需卧硬板床，小儿病人必要时需卧石膏床。对于合并脊柱畸形的病人，除各个骨突出部位，还应特别对脊柱后突部位的压疮进行有效预防。

（2）关节活动度（ROM）训练

ROM 有利于保持关节的活动度，防止关节畸形，促进肢体血液循环，防止肌肉萎缩。被动的关节活动训练每日应进行 2 次，自肢体近端向远端的关节活动应达到 10 分钟。注意：在脊柱稳定性恢复之前应适当的控制肩关节和髋关节的活动范围。

（3）肌力训练

包括等长肌肉收缩训练、等张肌力训练等。

①术后第 1~4 天开始肌肉等长收缩训练。

a. 术后第 1 天进行双下肢直腿抬高运动训练，角度由离开床面开始，逐步增加抬腿幅度，抬腿持续 3~5 分钟再放下，双腿交替进行 1 次为一组训练完成，每天早、中、晚进行 3 次训练，10 分钟 / 次。

b. 术后第 2 天指导病人进行双下肢对抗性直腿抬高运动训练，运动时给予腿部施加阻力，双腿交替进行 1 次为一组训练完成，每天早、中、晚进行 3 次训练，10 分钟 / 次。

②术后第 10 天至 3 个月进行“五点支撑法”（取仰卧位，以双足跟、双肘、头部作为支点，将臀部抬高）运动，运动时由主管医生和家属同时帮助病人完成此动作，同时给予其臀部辅助支撑，每天早、中、晚进行 3 次训练，每次 3~4 个动作。

③术后 3~6 个月应进行包括腹肌、竖脊肌、髂腰肌、臀大肌、臀小肌、腘绳肌、股四头肌完全屈伸训练和腹斜肌抗阻力训练。在保持脊柱稳定的情况下，所有能够主动运动的肌肉都应自主运动训炼，以防止发生肌肉力量的下降或肌肉萎缩。

（4）呼吸功能训练

包括胸式呼吸和腹式呼吸训练，体位排痰训练等。胸廓被动运动训练为每天 2 次，适当的压迫胸骨使肋骨活动，以防止肋椎关节和肋横关节粘连，使胸廓活动受限，影响病人呼吸功能。对手术后病人，应定时翻身，鼓励病人进行深吸气和咳嗽，以预防肺炎和肺不张。

（5）坐起训练

术后 3~7 天可先采取 30° 斜卧位，逐渐增加坐起的角度。

以上每个运动训练要根据术后康复情况和耐受能力动态地制定训练的强度，以病人不感到疲劳为宜，并且应循序渐进、持之以恒，以达到慢慢恢复个人生活自理能力的目的。尤其应注意胸腰部不能过度前倾、后伸及旋转。

• 知识拓展 •

什么是等长肌力训练和等张肌力训练?

等长肌力训练是肌肉收缩时，肌肉张力改变，而肌肉长度不产生明显变化或关节运动的静态抗阻运动。

等张肌力训练是训练时作用于肌肉上的阻力负荷恒定，产生关节运动，借以提高动态肌力或肌肉耐力。等张肌力训练包括向心肌力训练和离心肌力训练。肌肉主动缩短，使两端相互靠近为向心肌力训练；肌肉在收缩时逐渐延长，致使其两端相互分离为离心肌力训练。

（姜美玲）

45. 骨结核病人病变的关节功能可能恢复吗?

骨结核病人经过规范化、个体化、有效的治疗（包括全身治疗、局部治疗、非手术治疗和手术治疗），结核病灶逐渐得到控制、恢复，最终可以达到治愈。

骨结核康复治疗以关节活动度的恢复和肌肉功能的恢复为基础，

之后是以本体感觉训练和运动感觉综合训练为中心的功能性训练，最后通过日常生活能力训练尽可能全面恢复病人的关节功能。

46. 骨结核病人关节肿胀、疼痛，自行服用止痛药管用吗？

骨结核病人关节肿胀、疼痛，服用止痛药物（如非甾体抗炎药）可临时缓解疼痛，但根本措施是正规抗结核治疗，抗结核治疗 4 周后酌情采用病灶清除术等外科治疗。另外，适当采用石膏、支具等方法制动也能缓解疼痛。单纯使用止痛药物是不能解决问题的。

（杨澜）

47. 什么是泌尿系统结核？

发生于肾、输尿管、膀胱、尿道、前列腺的结核病统称为泌尿系统结核。一般发病是经呼吸道吸入含结核菌微粒而感染，也可经肠道饮入带菌牛奶等感染，儿童因共用厕所设备接触带菌尿液经泌尿系统感染则十分少见。泌尿系统结核通常继发于其他部位结核，如肠结核、骨关节结核，也可以来自肺结核的血行播散、淋巴管播散、直接蔓延。最常见、最早发生的器官常是肾脏，如未能及时控制，可下行播散至输尿管、膀胱及尿道甚至波及生殖系统（男性为多）。

48. 泌尿系统结核有哪些主要表现？

泌尿系统结核常见于青壮年，老人与儿童较少。儿童发病多在 10 岁以上。男性比女性多 1 倍。早期病灶常在肾脏，此时泌尿系统结核可无任何症状，仅尿中发现蛋白质及红细胞、白细胞；随着病情发展，膀胱被累及，75%~85% 病人出现尿频、尿急、尿痛等尿路刺激症状，甚至出现尿失禁、尿潴留等症状。还可能出现血尿、脓尿、排尿障碍。病灶发展到肾包膜或继发感染时，或输尿管被血块、干酪样物质阻塞时可出现钝痛或绞痛。发展为肾积脓或积水时，可触及肾区肿块，并有压痛、反跳痛。全身症状常常不明显，晚期肾结核或合并其他部位结核时出现发热、盗汗、纳差、消瘦、贫血等症状。另外，还可以跟邻近器官形成瘘道。

• 知识拓展 •

本病几个值得关注的临床特点

（1）病人慢性、反复发生的尿频等尿路刺激症状和普通细菌感染所致表现经常混淆，易被误诊，病人反复接受抗生素治疗而无效。故长期抗感染无效的“疑似尿路感染”一定要考虑到泌尿系统结核的可能。

（2）随着病情进展，肾脏广泛钙化和纤维化，与之对应肾功能逐渐丧失，同侧输尿管完全闭塞，含有结核菌的尿液不能流入膀胱，膀胱继发性结核病变逐渐好转和愈合，膀胱刺激症状也逐渐缓解甚至消失，这种情况临床称为肾自截。应注意的是，虽病人的自觉症状好转，但其实病情在加重。

（3）因为泌尿系统结核是全身结核的一部分，如诊断了泌尿系统结核，还要注意全身其他器官有无结核的可能。

49. 为什么肾移植术后容易感染结核病?

肾移植术后病人可以长期生存，但需要持续使用泼尼松、环孢素等免疫抑制剂，这些药物可造成免疫力下降，易发生结核病。在肾移植术后病人的调查中，中国大陆地区移植后结核病发病率为0.94%~4.10%，而欧美国家为0.35%~4.00%。不仅来源于既往潜伏感染的活跃，也常见于新近感染结核菌后发病。肾移植术后感染结核病往往起病急骤，症状多变，呼吸道症状较少，有时发热是唯一症状，影响到肺外脏器的较多，可以和细菌感染等其他感染一起出现。误诊、漏诊较为多见，原因包括：

（1）移植术后结核病的临床表现不典型，与普通细菌感染差别不大。

（2）多数病人的影像学检查表现也缺乏典型性。

（3）由于病人处于免疫抑制状态而免疫力低下以及中国人群常规接种卡介苗，PPD 试验多呈阴性，且混合性感染多见，所以应多进行痰结核菌培养、痰结核菌 Xpert MTB/RIF 检测，纤维支气管镜、肺泡灌洗、经皮肺穿刺、胸腔镜、血 γ-干扰素释放实验等检查综合判断。

50. 损伤的肾功能可以恢复吗？

（1）通常单侧肾受累，肾功能可以通过对侧肾的代偿保持正常。

（2）如双侧肾受累，可以出现肾功不全甚至尿毒症。抗结核治疗如有效，部分病人损伤的肾功能可能恢复，有时也可以通过手术切除不可修复的破坏病灶，解除梗阻，从而抢救肾功能。

（3）如果双侧肾已发生严重纤维化或钙化，即使结核病被治愈，肾功能也是不能恢复的，需要长期接受透析治疗或肾移植。

据报道，7.4%的泌尿系统结核可能发生肾功不全，发展中国家更可能因为延迟诊断等原因多有发生。因此，早期诊断、早期治疗至关重要，有可疑症状或有结核易患因素需及时到结核科或泌尿科就诊或定期检查。

51. 什么是生殖系统结核？

女性生殖系统结核包括卵巢、输卵管、子宫（子宫内膜和子宫肌层）、阴道、外阴等生殖器官罹患的结核。输卵管结核最为常见，占女性生殖系统结核 95% 以上，其中 90% 双侧受累。子宫内膜结核常由输卵管结核蔓延而来，子宫肌层结核较少见，大部分由经久不愈或复发性子宫内膜结核直接蔓延引起。也可仅表现为结核性盆腔积液。感染途径有血行播散、淋巴播散及邻近器官结核（主要为输卵管结核）蔓延。月经期间结核菌可随经血引起子宫内膜重复感染，扩张宫颈口、刮宫等宫腔手术操作亦为结核活跃的诱因。常见症状是不孕（58%~76%），也可以出现异位妊娠、腰骶部痛、下腹痛、月经紊乱、停经、消瘦、潮热、盗汗等症状。多见于 20~40 岁女性。

男性生殖系统结核包括睾丸、附睾、输精管、前列腺、阴茎等生殖器官的结核。常见症状包括患处包块、破溃、疼痛、肿胀等。男性生殖系统结核与泌尿系统结核常伴发。

在一些亚洲国家，25% 以上的不孕病人被发现患有女性生殖系统结核。故如果有不孕症状，一定要警惕生殖系统结核，夫妻双方都应做生殖系统彩超、血 γ-干扰素释放实验等检查，女性还可做诊断性刮宫、子宫输卵管造影等，发现病灶要及时活检并做活检组织的结核菌培养。

52. 生殖系统结核有传染性吗？

极少数的生殖系统结核可以通过性接触传播。

53. 得了生殖系统结核，能进行夫妻生活吗？

得了生殖系统结核后，很多病人都对夫妻生活闭口不提，怕传染给对方，其实适当的夫妻生活可使病人心情放松，增加夫妻之间的感情，进行夫妻生活时应使用避孕套，但抗结核治疗头 2 个月，疾病还处于急性期，很多抗结核药物可能会产生副作用，病人应好好休息，配合治疗。因此，结核病病人治疗的头 2 个月应禁止性生活，待病情稳定后方可进行夫妻生活。

54. 得了生殖系统结核，会影响生育能力吗?

女性生殖系统结核可能引起输卵管阻塞，精子和卵子不能相遇形成受精卵，因此会造成不孕，这种情况可以在结核病治愈后通过试管婴儿解决。有的病人治疗后输卵管仍通畅，则能够正常怀孕。如女性病人发生妊娠，则可能出现以下后果：易于流产，新生儿死亡率高且可发生先天性结核，有的产妇还可因结核病恶化而死亡。男性双侧附睾结核常致不育。

55. 生殖系统结核治愈后，多久可以备孕?

通常停药半年后可以备孕，建议在专业妇产科医生指导下进行备孕。

（陈雪融，张洁茜）

第三章

检查与诊断

1. 诊断结核病通常要做哪些检查？

结核病在我国被列为重大传染病之一，它是严重危害人民群众身体健康的呼吸道传染病，夺去了无数人的生命，因此“早发现、早治疗”不能仅仅成为一个口号，必须落到实处，首先要做的就是对疑似结核病病人进行必要的检查，那诊断结核病通常要行哪些检查呢？常见的检查如下：

（1）影像学检查

①胸部 X 线检查：就是平常所说的“拍胸片”，它是诊断肺结核的重要方法，可以发现早期轻微的结核病变，最常用的摄影方法是正、侧位胸片，它具有简便、有效、经济等特点，但分辨率远远不及 CT 及 MRI 检查。

② CT 检查：CT 检查一般分为平扫 CT、增强 CT 和脑池造影 CT，它对病变组织密度分辨力高，通俗说来就是“看得更清楚，看得

更细微”，它可直接显示 X 线检查无法显示的器官和病变。

③ MRI 检查：MRI 检查使用的范围特别广，准确度高，可以三维立体地了解组织器官以及病变的大小、形态、分布等具体情况的，通俗说来就是检查部位更加全面和细化，可以看到更加细微的病变，而且没有 CT 检查中的伪影，不需要注射造影剂，无电离辐射，对身体没有不良影响，但是相对而言它的费用普遍比较高。

④正电子发射计算机体层显像仪（PET/CT）检查：近年来，随着影像新技术的发展，PET/CT 被应用在胰腺结核的鉴别诊断上，并用于对抗结核治疗有效性的评估，具有一定优势。

（2）细菌学检查

①痰结核菌检查：就是平常所说的“查痰”，有些结核病人痰中带有结核菌，这种细菌具有传染性，也是诊断结核病的依据，因此痰细菌学检查在临床中意义重大，是确诊肺结核的主要方法，也是制定化疗方案和考核治疗效果的主要依据。每一个有肺结核可疑症状或肺部有异常阴影的病人都必须查痰。常用方法是痰涂片法和痰培养法。

②分子生物学：在结核病分子生物学诊断方法中，病原菌的分子生物学诊断在结核病诊断中占据重要地位。目前临床主要有以下几种检测方法：

a. 结核菌 DNA 检测：Xpert MTB/RIF 技术是结核病实验室诊断方法中发展快速和应用广泛的检测方法，常用于骨关节结核、结核性胸膜炎、儿童结核病的检查。聚合酶链反应（PCR）技术是现代分子生物学检测方法，可检测痰标本中少许结核菌的特异性 DNA，将标本中微量的结核菌 DNA 加以扩增，方法灵敏，较培养法阳性率高，特异性亦高，检测快速，两天甚至几个小时即可出结果，还可做菌型鉴定。

b. 结核菌 RNA 检测：该技术可应用于痰涂片阴性肺结核的快速诊断，可辅助肺结核的早期诊断，辅助疗效判断，为治疗方案的早期调整提供参考。

（3）病理学检查

病理学检查通俗说来就是采集病人少量病变组织或者器官进行检查，查出结核菌、癌细胞等特异性结果的检查。

①传统病理学诊断：通过大体（捐赠的遗体或器官）和镜下直接观察病灶组织的病理形态学变化，利用特殊染色找出病原菌来获得诊断结果，具有简便易行、针对性高、结果准确可靠等特点，广泛应用于临床。

②免疫组织化学诊断：是检测组织标本蛋白表达及分布的有效手段，为结核病诊断及发病、转归的机制研究提供了很好的方法学支持。

③分子病理学诊断：近年来，国内结核病分子病理诊断技术呈现迅速发展的态势。包括 TB-PCR 等分子生物学技术逐渐在大型医院病理科开展，有效提高了结核病病理学诊断的敏感性和准确性。

（4）免疫学检查

①结核菌素皮肤试验（PPD 皮试）：由于很多国家和地区广泛推行卡介苗接种，结核菌素试验阳性不能区分是结核菌的自然感染还是卡介苗接种的免疫反应，所以在卡介苗普遍接种的地区，结核菌素试验对检出结核菌感染受到很大限制。目前世界卫生组织与国际防痨和肺病联合会推荐使用的结核菌素为纯化蛋白衍生物（purified protein derivative，PPD），以便于国际结核感染率的比较。

结核菌素试验能检测出是否有结核菌的感染，不能检出是否得了结核病，对儿童、少年和青年的结核病诊断有参考意义。

② γ- 干扰素释放试验：它是诊断潜伏结核菌感染的试验，具有较高的灵敏度和特异性，且不受卡介苗接种及机体免疫状态的影响，可使病人得到早期诊断和及时治疗，避免误诊，减少抗药性，节省医疗费用。

③结核菌抗体检测：血中、痰中结核抗体（TB antibody）检测阳性也有助于诊断，主要用于临床和 X 线影像学疑为肺结核而不易获得痰标本的儿童及痰涂片阴性肺结核病人的诊断。

（5）介入性检查

①纤维支气管镜检查：纤维支气管镜检查常应用于支气管结核和淋巴结支气管瘘的诊断。对于肺内结核病灶，可以采集分泌物或冲洗液标本做病原体检查，也可以经支气管肺活检获取标本检查。

②超声支气管镜检查：超声支气管镜将超声技术与支气管镜技术融合，近年来在国内已经广泛开展，包括超声引导下经支气管针吸活检（EBUS-TBNA）和超声引导下经支气管引导鞘肺活检（EBUS-GS）等。

③电磁导航支气管镜技术：由于 EBUS-GS 仍有无法到达的肺野，如肺尖段、肺野周边等部位，电磁导航支气管镜技术由此应运而生。国内此技术处于起步阶段，该技术对于鉴别肺外周结节良恶性具有较高诊断价值。

④经皮肺穿刺技术：该技术在国内已经广泛开展，可通过盲穿、超声或者 CT 定位下进行穿刺。

⑤其他腔镜技术：内科胸腔镜可用于结核性胸膜炎的诊断和鉴别诊断。

• 知识拓展 •

什么是非结核分枝杆菌肺病?

非结核分枝杆菌肺病临床表现酷似肺结核。多继发于支气管扩张、硅肺和肺结核等慢性肺病，也是人类免疫缺陷病毒（HIV）感染或获得性免疫缺陷综合征（AIDS）的常见并发症。常见临床症状有咳嗽、咳痰、咯血、发热等。目前尚无特效治疗非结核分枝杆菌肺病的化学药物和标准的化疗方案，且多数非结核分枝杆菌对抗结核药物耐药，故主张抗结核药物与其他抗生素联合使用，方案中药物以3~5种为宜，一般情况下，非结核分枝杆菌肺病在抗酸杆菌阴转后仍需继续治疗18~24个月，至少12个月，与肺结核化疗方案明显不同。

2. 诊断结核病的金标准是什么？

结核菌培养为结核病病人痰液检查提供准确可靠的结果，常作为结核病诊断的金标准，通俗说来就是从痰里面查出结核菌就可以诊断为结核病。痰培养方法其灵敏度高于涂片法，可鉴别结核菌及非结核菌。

3. 什么是结核菌素试验?

结核菌素试验（也称为芒图试验、PPD 试验），是用于判断机体是否感染过结核菌的方法之一。目前世界卫生组织与国际防痨和肺病联合会推荐使用的结核菌素为纯化蛋白衍生物（图 3–1），以便于国际结核感染率的比较。皮下注射结核菌素后，48~72 小时局部出现红、肿、硬结的阳性反应。若受试者未感染过结核菌，则注射部位无变态反应发生。由于很多国家和地区广泛推行卡介苗接种，结核菌素试验阳性不能区分是结核菌的自然感染还是卡介苗接种的免疫反应。

因此，在卡介苗普遍接种的地区，结核菌素试验对检出结核菌感染受到很大限制。

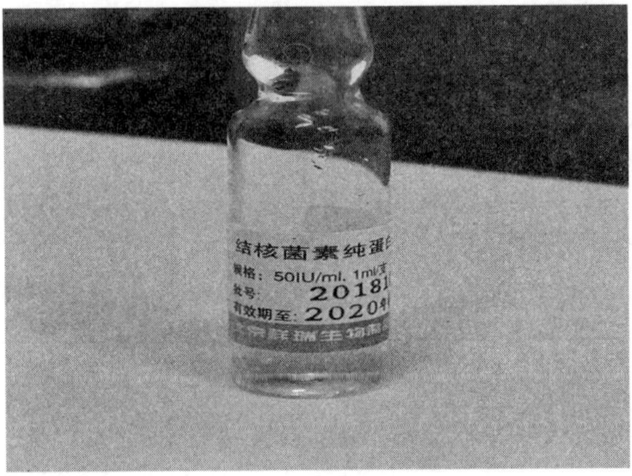

图 3-1 结核菌素纯化蛋白衍生物

• 知识拓展 •

结核菌素试验原理是什么?

结核菌素试验是基于Ⅳ型变态反应原理的一种皮肤试验，是判断机体是否感染过结核菌的主要手段。凡是感染过结核菌的机体，会产生相应的致敏淋巴细胞，具有对结核菌的识别能力。当再次遇到少量的结核菌或结核菌素时，致敏T淋巴细胞受到相同抗原再次刺激会释放出多种可溶性淋巴因子，导致血管通透性增加，巨噬细胞在局部集聚，导致浸润。

怎样做结核菌素试验呢?

取0.1 ml（5 IU）结核菌素纯化蛋白衍生物原液于前臂屈侧中上1/3处（避开瘢痕及硬结）进行皮内注射（图3-2），以局部出现

7~8 mm大小的圆形橘皮样皮丘为宜。72小时检查反应，以皮肤硬结大小为准。

注意事项：

（1）注射后保持注射部位清洁，不可用手抓挠且不可涂抹任何药物。

（2）若受试者处于各种传染病的恢复期，发热及器质性心、肝、肾疾病的急性期，患有全身或局部皮肤病者，暂不行该项检查。

（3）结核菌素试验灵敏性较高，但特异性较低，常用于儿童结核病筛查及结核病临床诊断的参考依据，阳性反应仅表示结核感染，确诊需结合卡介苗接种史、结核病病人接触史、临床表现、实验室检查及影像学检查等综合分析判断，避免漏诊或误诊。

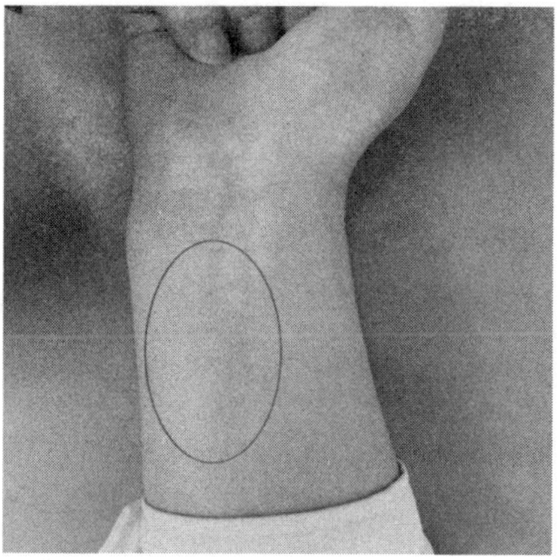

图 3-2　注射部位

4. 什么情况下需要做 PPD 皮试?

PPD 皮试简便、易行，对结核菌灵敏性高，那是不是所有健康人群或者结核病病人都需要做 PPD 皮试呢？答案是否定的，需要做 PPD 皮试的情况如下：

（1）判断机体是否感染过结核菌，协助诊断结核病时可做 PPD 皮试。

（2）作为儿童结核病筛查时可做 PPD 皮试。

5. PPD 皮试结果如何判断？能确诊结核病吗？

想判断 PPD 皮试结果，先要了解 PPD 皮试的阳性结果分级，具体内容如下：

（1）测量方法：硬结的横径加纵径除以 2，注意不要以红晕大小来测量。

（2）阳性分级

①硬结平均直径为 5~9 mm 为阳性（+）。

②硬结平均直径为 10~14 mm 为阳性（++）。

③硬结平均直径≥ 15 mm 或不足 15 mm 但有水泡、组织坏死均为强阳性（+++）。

（3）阳性结果的意义

①阳性一般仅表示受试者曾受过结核菌感染或已接种过卡介苗，并不一定患结核病。

②强阳性常提示为活动性结核病，具有诊断价值；未接种卡介苗的儿童，结核菌素试验呈阳性反应时，则表示体内有新的结核病灶。年龄越小，活动性结核病的可能性越大。

6. 对于怀疑是肺结核的病人，为什么要查痰？

大约 86% 活动性肺结核病人和 95% 痰涂片阳性肺结核病人有可疑症状。可疑肺结核病人需进行痰液抗酸杆菌检查，明确是否排菌，以此来确定是否具有传染性。另外可通过查痰为肺结核诊断提供可靠依据。

• 知识拓展 •

肺结核可疑症状有哪些?

肺结核可疑症状包括咳嗽持续2周以上、咯血、午后低热、乏力、盗汗、月经不调或闭经，有肺结核接触史。

7. 痰涂片 +~++++ 是什么意思?

结核病病人的痰涂片检查是发现传染源的最主要途径，是确定肺结核病的诊断与鉴别诊断、化疗方案考核疗效和评价防治效果的可靠标准。痰涂片结果中“+”表示单位内痰中结核菌数量，“+”号越多表示结核菌数量越多，传染性越强。但是涂片阴性也不能排除肺结核，因此需要连续检查3次以上，可提高痰液抗酸杆菌检出率。

8. 什么是痰涂片检查?

痰涂片检查是将痰液涂在玻片上，通过抗酸染色后在高倍显微镜下观察有无结核菌的一种方法。具有简单、快速、易行和可靠，但欠敏感的特点。每毫升痰中含 5 000~10 000 个细菌时可呈阳性结果。痰涂片检查阳性只能说明痰中含有抗酸杆菌，病人具有传染性，但不能区分是结核菌还是非结核菌，由于非结核菌少见，故痰中检出抗酸杆菌对结核病的诊断有极重要的意义。

9. 如何正确留取痰标本?

由于肺结核病人排菌具有间断性和不均匀性，传染性病人查一次痰也许查不出来菌，所以要多次查痰。通常病人送 3 份不同时段的痰标本检查，即：即时痰、清晨痰、夜间痰。即时痰为病人就诊时深呼吸后咳出的痰液，清晨痰为清晨晨起用清水漱口后喉咙深部咳出的痰液，夜间痰为送痰前一日夜间咳出的痰液。合格的痰标本应是脓样、干酪样或脓性黏液样性质的痰液，避免留取鼻咽部分泌物或是唾液，痰量以 3~5 ml 为宜。

（1）采集方法（图 3–3）

①清水漱口。

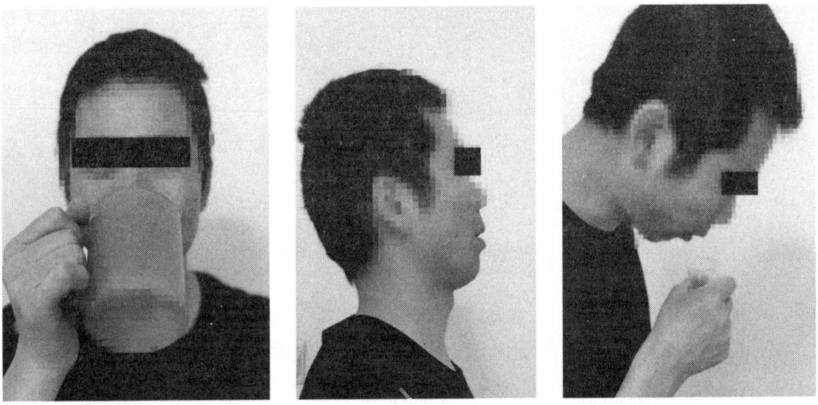

A　　B　　C

图 3–3　痰液采集方法

②采集痰标本时应在远离人群的开放空间，或通风良好的留痰室内进行。

③深吸气 2~3 次，从肺部深处咳出痰液，将打开盖的痰盒靠近嘴边收集痰液，拧紧盒盖（注意：如有出血危险的病人避免用力咳嗽）。

（2）留取痰标本的容器（图 3–4）

应采用国际通用螺旋盖痰瓶，或选用直径 40 mm、高 20 mm 有螺旋盖可密封的塑料盒（采样杯），容器上应注明病人姓名、编号、检查项目、痰标本序号及送检日期。

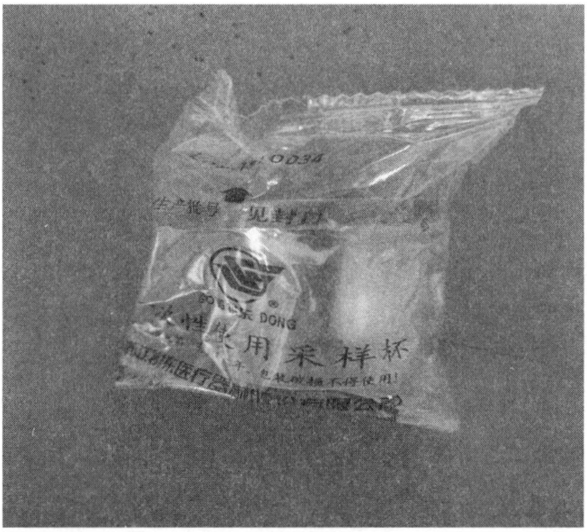

图 3-4　一次性使用痰液采样杯

（3）痰标本的验收

应由检验人员或经培训合格的专人验收，痰液不合格者，要求重新送检；当难以获得合格标本时，也应进行细菌学检查，但应注明标本性状，以便分析结果时参考。

（4）痰标本的运送

留取痰标本后，应将容器密封，切勿倒置，以防痰液外溢；需外送检查的标本应认真核对痰盒上的标注是否正确清晰，是否与检验单一致，痰容器应采用专用的运输盒运送。

（5）痰标本的保存

当天不能检查的痰标本应置 4℃冰箱内保存。

10. 留取痰标本时没有痰怎么办?

（1）痰诱导

痰诱导（sputum induction，IS）是以高渗盐水雾化吸入来诱导无痰或少痰的受检者产生足量的痰液，以对气道分泌物中的细胞及相关成分进行分析研究的一种方法。

（2）振动排痰仪采集痰液

振动排痰仪既可对支气管黏膜表面代谢物起松弛与液化作用，还可帮助支气管内已液化的黏液按选择的方向排出，具有深穿透性、叩振结合的特点。

（3）纤维支气管镜留取痰标本

可经纤维支气管镜进行支气管灌洗，留取灌洗液进行抗酸杆菌检查。

• 知识拓展 •

为什么需要诱导排痰？

结核菌是结核病的病原菌，在结核病中以肺结核为多见，所以，痰结核菌检查已成为结核病流行病学、结核病诊断、确定化疗方案以及评价治疗效果的主要手段。但是，肺结核病人很少咳痰，咳痰的病人仅占40%，给临床诊断和治疗带来了困难。由于痰是检查结核菌的重要材料，所以无痰或少痰病人常需要引痰。痰诱导后留取的是下呼吸道的深部痰液，痰中的活细胞数明显高于自发排痰，可以帮助提高痰液细菌阳性率的检出，因此在临床上，对于无痰或少痰的肺结核病人，痰诱导联合排痰仪拍背是一种安全、有效的留痰方法。

（文艳）

11. 痰涂片阴性就一定没有传染性了吗？

有病人认为，痰涂片阴性就没有传染性，因此就忽略空气隔离，但痰涂片阴性不一定就没有传染性，因为痰涂片查结核菌的检出率较低，为 20%~25%，痰菌检出率与肺部病变严重程度有关，病变广泛、有空洞者阳性率较高，所以痰涂片阴性尚不能证明病人一定没有传染性。因此在临床工作中，医务人员会多次采集病人痰送检（通常 3~6 次），如果多次痰检均为阴性，那么该病人具有传染性的可能就比较小了。

12. 为什么做结核菌培养和药敏试验要等 1 个月才能出结果？

临床上有很多病人抱怨等待结核菌培养和药敏试验时间太长，医务人员应向病人耐心解释原因减轻其焦虑情绪。结核菌为专性需氧菌，营养要求高，生长缓慢，初次分离需要营养丰富的培养基。常用的有罗氏固体培养基，根据接种菌多少，一般 2~4 周可见菌落生长。目前也有医院使用液体培养基进行接种培养，一般 1~2 周即可生长。只有培养出结核菌以后才能做下一步的药敏试验，因此通常需要 1 个月才能获得结果。

13. 结核病常用分子诊断包括哪些方法？用什么标本？查得准吗?

目前结核病分子生物学技术主要可以帮助医生明确病人是否存在结核菌感染、对结核菌进行耐药性分析，以及对结核菌和非结核分枝杆菌进行菌种鉴定。现有的结核病分子生物学诊断技术主要包括：实时荧光定量 PCR 技术、等温（恒温）扩增技术、探针—反向杂交技术、探针—溶解曲线技术、基因测序技术等。

根据不同的诊断目的，医生可以选择痰液、肺泡灌洗液、胸腔积液、脑脊液、尿液及病理组织等进行分子生物学诊断。目前临床常用的实时荧光定量 PCR 技术对结核菌的诊断敏感度和特异度大于 90%，也就是说这种方法的准确度是很高的。

14. 血 γ－干扰素释放试验分哪几种检查方法？对诊断结核病有什么意义？

γ－干扰素释放试验（IGRAs）是检测结核菌（MTB）特异性抗原刺激 T 细胞产生 γ－干扰素，以判断是否存在结核菌的感染的一种免疫学诊断技术。

目前较成熟的 IGRAs 有以下几种：

（1）采用酶联免疫吸附试验（ELISA）

检测全血中致敏 T 细胞再次受到 MTB 特异性抗原刺激后释放的 γ－干扰素水平，称之为全血检测或结核感染 T 细胞免疫检测。

（2）采用酶联免疫斑点技术（ELISPOT）

测定在结核菌特异性抗原刺激下，外周血单个核细胞中能够释放 γ－干扰素的效应T细胞数量，称之为细胞检测或结核感染T细胞检测。

近年来，γ－干扰素释放试验对潜伏期结核感染、糖尿病合并结核病、老年肺结核、儿童结核病以及肺外结核的诊断有一定价值。IGRAs 阳性提示病人存在结核菌感染，但不能区分活动性结核病和结核菌潜伏感染，也不能准确预测结核菌潜伏感染发展为活动性结核病的风险。IGRAs 阴性结果对排除结核菌感染有一定帮助。

15. 拍胸片、CT 辐射大不大？对人体有危害吗？

临床上很多病人对拍胸片、CT 检查都抱有害怕心态，担心辐射伤害身体，其实，接受 CT 或胸片检查的辐射风险很小或基本可以忽略不计，所以没有必要恐惧医用射线检查。我们拍一张胸片接受的 X 线计量是 0.075 mSv（毫西弗，辐射计量的基本单位）。联合国原子辐射效应科学委员会研究设定，世界上每人每年所受的自然辐射剂量平均是 2.3~3.4 mSv，因此我们每人每年接受到的天然辐射相当于 28 张胸片。现在 CT 的发展已经向低剂量进步，做一次 CT 检查的辐射剂量为 2.0~3.5 mSv，相当于天然游离辐射，基本上可以称作绿色 CT 或环保 CT。

所以没有必要恐惧医用射线检查，请相信医生会根据临床诊断需要慎重选择。

• 知识拓展 •

辐射的危害有哪些?

辐射可分为核辐射、宇宙辐射、电磁辐射。

（1）医用设备产生的X线辐射为核辐射，长期受核辐射照射，会使人体产生不适，严重的可造成人体器官和系统的损伤，导致各种疾病的发生，如：白血病、再生障碍性贫血、各种肿瘤、眼底病变、生殖系统疾病、早衰等。

（2）长期遭受宇宙辐射照射，一些反映辐射损伤的指标（如体内淋巴细胞微核率）发生变化，表明健康已受到影响。

（3）电磁辐射是造成儿童白血病的原因之一，并能诱发人体癌细胞增殖，影响人的生殖系统，导致儿童智力残缺，影响人的心血管系统，且对人们的视觉系统有不良影响，对孕期妇女尤其是高龄孕妇的危害巨大。

16. 做增强 CT，注射的造影剂对人体有影响吗?

造影剂是为增强影像观察效果而注入（或服用）到人体组织或器

官的化学制品。通俗说来，就是可以使病变部位看得更清楚，利于疾病的诊断。目前用于介入放射学的造影剂多为含碘制剂。CT 碘造影剂有一定的不良反应，比如胃肠反应、呕吐、荨麻疹、休克甚至死亡等，一般医院都行碘造影剂过敏试验。绝大多数情况下，过敏试验阴性的病人做增强 CT 检查是安全的。

• 知识拓展 •

使用造影剂的注意事项

（1）碘对比剂广泛用于增强CT、心血管造影、数字减影血管造影（DSA）、关节造影等，临床使用药品都会有一定的副作用，所以在进行增强检查注射造影剂前，应仔细阅读造影检查知情同意书，确保病人不属于高危人群。发生造影剂不良反应的高危人群包括：有明确的碘过敏史、哮喘病史、甲状腺功能亢进、糖尿病，心肾功能不全、正在使用具有肾毒性药物的病人及其他过敏体质病人、婴幼儿及老年人等。其中甲状腺功能亢进未治愈、严重的肾功能不全为绝对的禁忌证，应选择其他检查方式明确诊断。

（2）着重严密观察是否有严重反应，及早发现并及时处理；完善现场抢救设施。

（3）一般造影剂要通过肾脏排泄，使用后应多饮水，以促进造影剂的排出。

（唐小燕，廖曾林）

17. 什么是腰椎穿刺术？

临床上很多病人一听到做腰椎穿刺术就表现出害怕、担忧的心理：“会不会造成瘫痪？”“抽脑脊液会不会变傻？”“会不会很痛？”“医生会不会穿错地方？”。具体了解下腰椎穿刺术，可以减轻病人的担忧。

腰椎穿刺术（lumbar puncture）是在局部麻醉下通过穿刺第 3~5 腰椎间隙进入蛛网膜下腔取脑脊液的技术，是临床常用的检查方法之一，对神经系统疾病的诊断和治疗有重要价值，简便易行，操作也较为安全（图 3–5）。具体步骤如下：

（1）医生确定穿刺部位。

（2）消毒皮肤后戴无菌手套与铺盖洞巾。

（3）利多卡因局部浸润麻醉。

（4）持穿刺针以垂直背部的方向缓慢刺入，当针头穿过韧带与硬脑膜时，将针芯慢慢抽出，即可见脑脊液流出。

（5）在放液前先接上测压管测量压力。

（6）收集脑脊液 2~5 ml 送检。

（7）术毕，拔出穿刺针，覆盖消毒纱布，用胶布妥善固定。

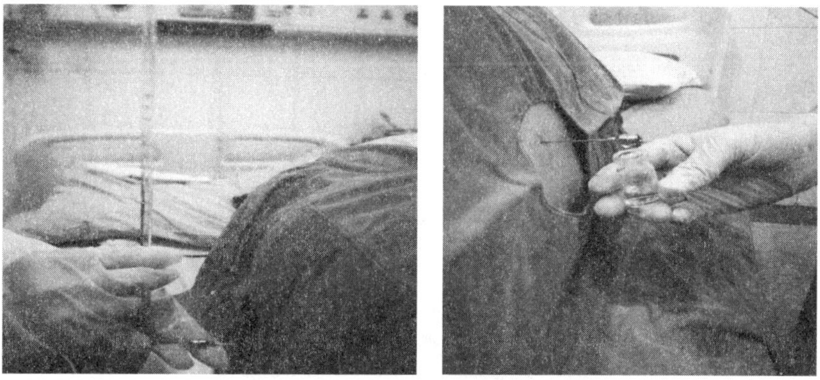

A　　B

图 3–5　颅内压测定及脑脊液留取

• 知识拓展 •

什么是脑脊液?

脑脊液是由脑室里的脉络丛产生，存在于脑室及蛛网膜下腔的一种无色透明液体，平均每天生成500 ml，它包围并支持着整个脑及脊髓，有效地使脑的重力作用减少至1/6，在外伤发生时起一定的保护作用。在清除代谢产物及炎性渗出方面，起着身体其他部位淋巴液所起的作用。

18. 为什么要做腰椎穿刺术?

腰椎穿刺术主要用于临床疾病的诊断和通过向相关脊髓腔注射药物治疗脑部疾病。其主要诊断及治疗应用如下：

（1）用于诊断

采取脑脊液进行检验、测颅内压，了解颅内压的高低，进行脑脊液动力学检查，进行脊髓或气脑造影。

（2）用于治疗

引流血性脑脊液、放出脑脊液，降低颅内压，鞘内注射药物（图3–6）治疗炎症或肿瘤。

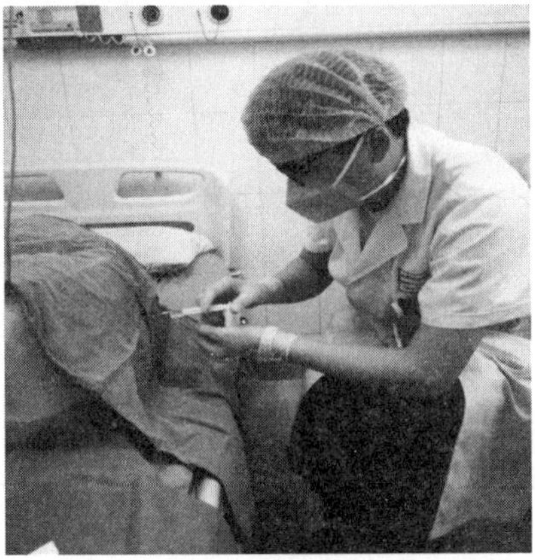

图 3–6　鞘内注射药物

• 知识拓展 •

腰椎穿刺术禁忌证有哪些?

腰椎穿刺术虽然作用较多，但以下情况不能进行腰椎穿刺术，如：

（1）明显的颅高压，特别是有早期脑疝症状者。

（2）明确的后颅凹占位性病变。

（3）高颈位脊髓压迫性病变。

（4）病情危重处于休克状态。

（5）穿刺的局部皮肤、皮下组织及脊柱有感染性疾病者。

（6）开放性颅脑损伤或有脑脊液漏者。

19. 腰椎穿刺术的术前、术中、术后要注意什么？

（1）术前

①术前做好解释工作，向病人说明腰椎穿刺术的重要性和必要性、操作方法、操作中可能出现的情况，以及如何配合，消除病人紧张情绪。

②配合医务人员抽血检查凝血常规、血常规、心电图及头部 CT 等检查。

③签署手术同意书。

④训练病人床上大、小便，防止术后因不能适应小便方式导致尿潴留。

⑤术前一天清洁背部皮肤，学会卧位时咳嗽、咳痰方法防止窒息，手术当日着病员服。

（2）术中

①病人侧卧于床上，背部与床面垂直，头向前胸部屈曲，两手抱膝紧贴腹部，使躯干呈弓形；或由医生在术者对面用一手抱住病人头部，

另一手挽住双下肢腘窝并用力抱紧，使脊柱尽量后凸以增宽椎间隙，便于进针。

②穿刺过程中如有不适及时告知医生。

③穿刺中密切观察病人面色、意识、瞳孔及生命体征的变化，发现异常立即停止操作协助抢救。

（3）术后

①术后病人去枕平卧位4~6小时，以免引起术后低颅压头痛；术后起床过早，可使脑脊液自穿刺孔不断外流导致病人坐起后头痛加剧，严重者伴有恶心、呕吐或眩晕、昏厥，平卧或头低位时头痛等即可减轻或缓解。

②术后穿刺处会轻微疼痛，如疼痛难忍，及时告知医务人员，可适当使用止痛药如曲马多肌肉注射等。

③穿刺处敷料如有渗血、渗液及时通知医务人员更换，以防感染。穿刺处敷料48小时后去除，敷料去除前严禁沐浴。

④术后严密观察病人的神志、瞳孔及对光反射，腰椎穿刺处敷料是否有渗血、渗液，有无头晕、头痛等情况。

20. 腰椎穿刺术后头晕、头痛怎么办？

腰椎穿刺术后出现头晕、头痛症状，是因为脑脊液自穿刺孔不断外流导致低颅压，多数可以自行缓解。腰椎穿刺术后头晕、头痛常在术后24小时内出现，最迟发生于第2~5天，少数病人头晕、头痛可持续5~8天，偶见持续8周者。病人出现这个情况不必过于担心，应取去枕平卧位休息，翻身时保持头和脊柱在同一水平面，头晕、头痛等症状可减轻或缓解；如果出现剧烈头晕、头痛及时告知医务人员治疗。

21. 抽脑脊液会使人认知能力降低吗?

脑脊液总量为 130~180 ml，其生成速度为 0.35 ml/min，平均每天生成约 500 ml。抽取 2~5 ml 脑脊液进行检查是对病人没有影响的。病人做手术进行脊椎麻醉，或需要向脊髓注入少量气体或造影剂进行放射线检查，同样不会造成任何损害。

所以，抽脑脊液并不会出现认知能力降低。有些病人在腰椎穿刺术后的确出现认知能力降低，这是怎么回事呢？由于患脑炎、脑膜炎等疾病可能出现瘫痪、智力障碍、麻痹、失明、耳聋等现象，这不是腰椎穿刺术造成的，而是因为病人疾病治疗不及时或治疗不彻底、治疗效果差等造成的并发症或后遗症，与腰椎穿刺抽取脑脊液根本无关。

22. 什么是纤维支气管镜检查?

纤维支气管镜是检查气管、支气管及肺部疾病的专用工具，是一项内窥镜检查技术，使隐藏在气管、支气管及肺内深部的疾病，在没有体表创伤的情况下得以诊断及治疗，可使许多病人免除开刀手术之苦。

23. 纤维支气管镜检查术前、术中、术后要注意什么?

（1）术前

①向病人讲解做纤维做支气管镜检查的目的、配合方法、操作过程、意义等，减轻病人焦虑、紧张情绪。

②配合医务人员抽血检查凝血常规、血常规、心电图及胸部 CT 或 MRI 检查。

③签署手术同意书。

④检查前应告知医生选择全身麻醉或局部麻醉下进行检查。选择

全身麻醉下进行纤维支气管镜检查的病人应等待麻醉医生进行相关评估，评估合格后方可进行检查。

⑤术前禁饮、禁食 4~6 小时。

⑥检查当日早上穿病员服，左手保留留置针；有假牙者，应将假牙取下，妥善保管。前往检查室必须携带两样物品：卫生纸及胸部影像资料（携带卫生纸以便术中擦拭口腔、鼻腔分泌物，胸部影像资料可协助医生确定病变部位）。

（2）术中

①病人取仰卧位，肩部略垫高，头部摆正，略向后仰，鼻孔朝上。这种体位，可使肌肉放松，比较舒适，并可预防晕厥，更宜于老年、体弱、精神紧张者检查。

②术中与医生密切配合，腔镜在进入声门时，避免咳嗽。

③严密观察病人生命体征、神志、面色等，有异常情况立即停止操作并积极抢救。

（3）术后

①局部麻醉的病人检查结束 2~3 小时先适量饮水，如无呛咳方可进食；全身麻醉的病人在检查结束 30 分钟后先适量饮水，如无呛咳方可进食。

②留置针在检查结束后 30 分钟可取掉。

③检查后有可能出现鼻咽喉部不适、疼痛、声嘶、发热、痰中带血等，属正常症状，应尽量避免用力咳嗽，以免引起刷检或活检部位的大量出血。检查后如有咯血量多、胸闷、气紧、心慌等不适，应及时告诉医务人员，必要时遵医嘱给予止血药、氧气吸入等治疗。

④术后将手术中留取的标本如：肺泡灌洗液、痰液等及时交予医务人员以便送检。

⑤术后应卧床休息，少说话，待不适症状消失后可适量活动。

24. 什么是经皮肺穿刺活检术?

经皮肺穿刺肺活检术是在CT引导下，通过局部浸润麻醉，经皮肤穿刺针取出肺内肿物部分细胞或组织，再将这些病变的细胞或组织进行直接、简便、快速的病理学诊断，以明确肺内肿物的性质为普通炎症、结核或恶性肿瘤的技术。

• 知识拓展 •

经皮肺穿刺活检术适合哪些病人呢?

（1）肺内实质性病变，尤其位于肺周边用其他方法不能确诊者。

（2）双侧病变或不能手术的恶性病变，需要病理类型诊断指导放疗或化疗者。

（3）为了确定肺内转移性病变的性质。

有以下情况的病人就不适宜做经皮肺穿刺活检术，如:

（1）病变附近有严重肺气肿、肺大疱者。

（2）怀疑有血管病变如血管瘤、肺动静脉瘘。

（3）怀疑肺内囊性病变如肺包虫病。

（4）病人系出血体质，有凝血机制障碍或正在抗凝治疗中。

（5）病人不合作，不能控制咳嗽，有严重心肺功能不全，肺动脉高压者。

25. 经皮肺穿刺活检术术前、术中、术后要注意什么?

（1）术前

①术前做好解释工作，向病人讲解手术目的、方法、过程及意义，安抚病人，减轻其紧张、焦虑情绪。

②配合医务人员做好术前检查如：凝血常规、血常规、胸部CT或

MRI、心电图等。

③签署相关医疗文书。

④在医务人员的指导下进行呼吸训练，学会屏气及平稳呼吸，可减少穿刺针进入胸膜腔穿刺次数，降低发生肺出血及气胸的概率。

⑤对于咳嗽频繁的病人，术前使用镇咳药物。

⑥检查当日早上穿病员服，左侧上臂备留置针，准备好 CT 片带入检查室。

（2）术中

①根据术前胸部影像，配合医务人员摆好体位如：仰卧位、侧卧位及俯卧位。摆好体位后不再随意改变体位。

②如出现心慌、胸闷、出冷汗等不适及时告知医务人员，如穿刺过程中咳嗽应提前告知医务人员。

（3）术后

①术后取穿刺侧卧位休息，不可剧烈活动，不可有用力咳嗽及大笑等增加胸腔压力的活动。

②配合安置心电监护及氧气吸入，如出现心慌、胸闷、气紧、穿刺处敷料被污染等情况，及时告知医务人员，以防发生气胸、胸腔出血。

26. 什么是胸膜活检术？

胸膜活检术是在局部麻醉下行胸腔穿刺取胸膜组织进行病理检查的一种协助诊断方法。胸膜活检术适用于疑有胸膜肿瘤者和渗出性胸膜炎不能确定性质者。胸膜粘连、胸膜腔消失者不宜做此术。

27. 胸膜活检术术前、术中、术后有什么注意事项？

（1）术前

①术前向病人做好解释工作，向病人讲解手术目的、方法、过程、意义等，以减轻病人焦虑、紧张情绪。

②配合医务人员做好术前检查如：凝血常规、血常规、胸部 CT 或 MRI、心电图等。

③签署相关医疗文书。

④在医务人员的指导下进行呼吸训练，学会屏气及平稳呼吸，降低发生肺出血及气胸的概率，对于咳嗽频繁的病人，术前使用镇咳药物。

⑤检查当日早上穿病员服，左侧上臂备留置针。

（2）术中

配合医生屏气，如需咳嗽，应提前告知检查医生，如穿刺中出现心慌、胸闷、出冷汗等不适，提示出现胸膜反应，及时告知医生，医生将停止检查，遵医嘱卧床休息，必要时给予氧气吸入等治疗。

（3）术后

①术后应卧床休息，不要有屏气、剧烈咳嗽、大笑等增加胸腔压力的活动。

②穿刺处敷料出现渗血、渗液及时告知医务人员，以便及时更换敷料防止感染，穿刺后 24 小时不能洗澡。穿刺点结痂，无特殊不适可在 48 小时后去除敷料。

③术后病人应注意咳嗽时勿用力过大，有无感觉胸闷、气紧，肢端有无发绀的表现。如出现胸闷、气紧、呼吸困难等不适及时告知医务人员，谨防发生气胸、血胸，以便及时抢救。

• 知识拓展 •

什么是胸膜反应?

胸膜反应是指因诊断或治疗胸膜疾病行胸膜腔穿刺的过程中，病人出现的连续咳嗽、头晕、胸闷、面色苍白、出汗、心悸、脉细、四肢发凉、血压下降、胸部压迫感、虚脱甚至意识障碍等症状。胸膜反应是胸膜穿刺过程中较严重的并发症，通过对病人进行护理干预，胸膜反应可明显减少。一旦出现胸膜反应，立即停止胸腔穿刺，病人取平卧位，注意保暖，观察脉搏、血压、神志的变化。症状轻者，经休息或心理疏导即能自行缓解。对于出汗明显、血压偏低的病人，给予吸氧及补充质量浓度为0.1 g/ml的葡萄糖500 ml。必要时皮下注射质量浓度为0.001 g/ml的肾上腺素0.3~0.5 ml，防止休克。

28. 什么是胸腔镜?

胸腔镜是指在胸壁切 3 个 1~2 cm 的小切口，通过放入病人体内的内窥镜进行观察，同时使用特殊的内窥镜器械进行胸腔内手术的一种新技术。它是诊断胸腔疾病最直接、准确、安全、创伤小、并发症少的侵入性手术，可以窥视胸膜病变，在直视下多处活检，取的标本大，并可切除小病灶或封闭支气管胸膜瘘，或行胸膜固定术，以治疗慢性持续性胸腔积液。

29. 胸腔镜术前、术中、术后有什么注意事项?

（1）术前

①向病人讲解手术目的、方法、过程及意义等，减轻病人焦虑、紧张情绪。

②配合医务人员完成凝血常规、血常规、心电图及胸部 CT 或 MRI

检查。

③签署手术同意书。

④术前戒烟两周，减少呼吸道分泌物。学会深呼吸及有效排痰方法，可促进肺扩张、利于术后配合。

⑤学会床上大、小便，以避免术后排便方式的改变而产生尿潴留、便秘。

⑥术前 12 小时禁食，4~6 小时禁饮，以防麻醉或手术中呕吐而引起窒息或吸入性肺炎。

⑦术前一日沐浴，术晨去假牙、发夹、首饰等。将 CT 片一同带入手术室。

（2）术中

配合医务人员进行身份核实，再次确认病变部位，配合医生摆好体位，放松心情，相信医务人员。

（3）术后

①术后配合医务人员安置床旁心电监护，不破坏及随意动用备于床旁的仪器设备。

②待术后麻醉清醒，可采用半坐卧位，以利于引流，勤翻身，防压疮，正确使用床挡防坠床，积极下床活动防血栓，活动及翻身过程中注意防止胸腔引流管打折、受压、滑脱。

③出现心慌、胸闷、出冷汗、胸腔引流管引流出较多鲜红色液体时及时告知医务人员。

30. 什么是 PET/CT？

其中文全称是：正电子发射计算机体层显像仪（positron emission tomography and computed tomography）由探头、数据处理系统、图像显示及检查床组成，是一种新型的检查技术，其基础为 CT 的高分辨率显示解剖结构，可以对病人的受体、基因表达及病理、生理等变化进行观察，是一种影像诊断技术（图 3–7）。

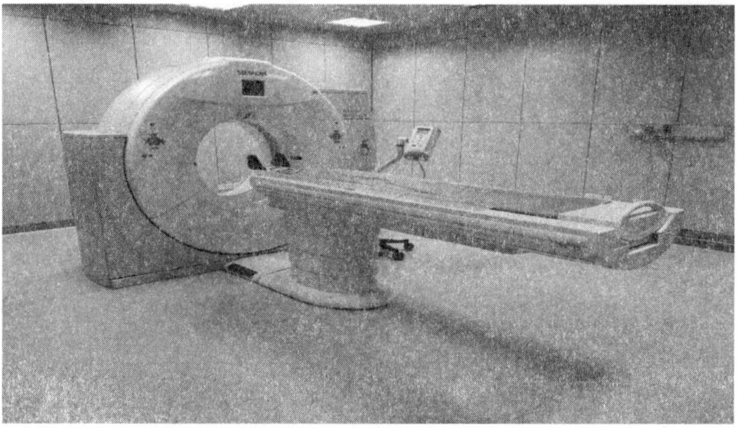

图 3–7　PET/CT 机

31. PET/CT 的作用是什么？对人体有危害吗？费用可以报销吗？

（1）PET/CT 在临床中应用广泛，具体作用如下。

①肿瘤疾病的诊断与治疗中的临床作用

a. 早期诊断及鉴别诊断恶性肿瘤或病变。

b. 进行精确的肿瘤临床分期。

c. 有利于指导或调整临床治疗方案。

d. 帮助制订肿瘤放疗计划。

② PET/CT 在冠心病诊疗中的临床作用

a. 准确、无创地诊断有症状或无症状冠心病。

b. 估测溶栓治疗、经皮冠状动脉成形术和支架植入和其他冠状动脉血流重建术的治疗效果。

c. 跟踪观察有高危险因素人群（遗传病史、不良生活习惯、高血压、高血脂、高血糖等）冠心病的进展或转归，制订相应的防治措施。

d. 心肌梗死后及其他坏死性心肌病治疗前存活心肌活力判断。

③ PET/CT 在大脑疾病诊疗中的作用

a. 各种大脑疾病（脑血管性疾病、癫痫、帕金森病、脑原发肿瘤、阿尔茨海默病和血管性痴呆等）的定性、定位诊断，了解其影响范围及程度。

b. 脑瘤的分类、分型、定性和预后评估。

c. 监测退行性脑病的功能障碍。

d. 肿瘤复发灶与坏死灶鉴别。

e. 预测外科手术损伤脑组织，造成脑功能障碍的程度。

④ PET/CT 在癫痫诊疗中的作用

a. 帮助定位癫痫病灶，为脑外科手术提供参考。

b. PET/CT 可实现多种正电子同位素成像，能为病人提供脑血流、脑代谢、脑神经受体分布等多个方面的信息，为癫痫的定位和手术后复发预测提供了宝贵的资料。

⑤ PET /CT 在健康人体格检查中的作用

在健康体检方面，随着人们生活方式、工作压力的改变，出现了退行性疾病的低龄化及肿瘤发病率持续上升的情况，定期进行 PET/CT 体检，可以早期发现这些处于萌芽状态的病灶，从而达到早发现、早治疗、早康复的目的，同时还可对一些良性病变进行监测，以提高生活和生命质量。

（2）PET /CT 检查作为一项健康体检项目自然是不会对人体造成伤害的。

所有的放射性检查均有小心电离辐射的提示标志，PET/CT 同样不例外。大家所担心的辐射，主要是来自于进行扫描前所注射的显像剂，显像剂的辐射量是非常低的，且半衰期很短，能够在较短的时间之内在体内消失，当受检者完成 PET/CT 检查 24 小时之后，体内的显像剂成分基本上就能够完全代谢掉了，显像剂还能够通过肾脏代谢，以小便的形式排出体外，所以检查后应多喝水，至少 1 500 ml，以促进显像剂的排出。

（3）PET/CT 暂未被纳入社保报销范围，所以不能报销，属于自费检查项目。

（王丹）

第四章

治疗与转归

1. 目前结核病的治疗方法主要有哪些?

化学治疗（简称化疗）是结核病治疗的基石，配合手术治疗、介入治疗、免疫治疗、营养支持及中医中药联合治疗，可以治愈极大部分不耐药的结核病，也可治愈大部分耐药结核病。

（1）化疗

其实就是使用抗结核菌的化学药物治疗，这与肿瘤的使用细胞毒药物的化疗是完全不同的概念。对于不耐药的敏感结核病，通常采用由异烟肼、利福平、乙胺丁醇及吡嗪酰胺四种抗结核药物组成的四种药物联合治疗方案；而耐药结核病，尤其是耐多药结核病（指感染的结核菌既耐异烟肼又耐利福平这两种最有力的一线抗结核药物），药物组成的方案及疗程复杂得多。化疗是结核病治疗的最重要组成部分。

（2）手术治疗

只有大约 5% 的病人需要配合手术治疗才能治愈，值得提及的是外科治疗只是肺结核综合治疗的一个组成部分（详见本章第 7 问），手术前、后必须应用有效化疗。

（3）介入治疗

①经支气管镜介入治疗。

②选择性支气管动脉栓塞术。主要用于各类较重的咯血。

③胸膜粘连术。主要用于内科疗效差的气胸、液气胸、脓胸等。

④ CT 引导下经皮肺穿刺空洞内给药术：主要用于耐药、耐多药、广泛耐药的空洞性肺结核，或一线抗结核方案治疗 1 年以上痰菌仍然为阳性者。

⑤侧脑室穿刺引流术：主要用于结核性脑膜炎的一些特殊情况。

（4）免疫治疗

可提高结核病治疗成功率，缩短化疗疗程，改善病人的免疫状态，减少复发等。包括细胞因子治疗、免疫抑制治疗、免疫调节治疗。然而，总的来说，目前尚没有确切证据表明已有的免疫治疗对耐多药及广泛耐药结核病治疗有效。

（5）营养支持

营养支持是临床治疗中不可缺少的组成部分。由于结核病是典型的慢性消耗性疾病，能量消耗是正常状态的 1.5 倍，需要进行营养支持，以提供代谢所需要的能量，维持人体组织器官的结构与功能。

（6）中医中药治疗

可以辅助抗结核药物化疗，起到缓解症状、缩短疗程、治疗并发症、减轻药物毒副反应等功效。

2. 结核病可以根治吗？

结核病是可以根治的疾病。根据世界卫生组织（WHO）2018 年年报，对于敏感结核病而言，2016 年全球平均治愈率为 82%，稍低于 2015 的 86% 的治愈率。值得庆幸的是，由于政府重视、全社会的参与、广大医务人员及病人的努力，近两年我国敏感结核病的治愈率多年来远高于全球平均水平，有 93%~94%。然而，耐药结核病尤其是耐多药及广泛耐药结核病的治疗成功率远低于敏感结核病，2016 年全球水平耐多药结核病治疗成功率为 55% 左右。当然，随着近年来联合治疗方案的改进，老药新用，以及新药的使用，耐药结核病的治疗成功率也得到显著提高。综上，根治结核病的关键之一是按照“早期、规律、联合、适量、全程”的十字方针治疗敏感结核病，防止耐药结核病的发生。

3. 结核病容易复发吗？

总的说来，结核病不容易复发。据报道，无论是敏感结核病，还是耐药结核病，经过标准治疗方案正规治愈后，复发率不到 4%。影响结核病复发的因素包括：

（1）结核病本身的问题

如肺部出现大空洞的病人、正规治疗 2 个月痰菌不转阴性者。

（2）结核病治疗的问题

比如用药不规范，包括制定的抗结核方案不规范或者因药物副作用不能使用标准治疗方案；治疗时间不够长，部分临床症状明显好转就停药，实际上没有根除结核菌而彻底治好结核病。

（3）由于多种原因造成机体抵抗力下降

包括过度劳累、糖尿病控制不佳、饮食不健康、吸烟、酗酒以及患多种疾病。

此外，结核菌的再次感染可能再次引起结核病，当然这不是结核病的复发。

所以结核病治愈后，尤其是前两年，还要定期复查，如果出现长期咳嗽、低热、盗汗等症状，应及时检查，明确是否结核病复发。

• 知识拓展 •

初治结核病与复治结核病

初治结核病：初治病人符合下列情况之一。

（1）从未因结核病使用过抗结核药物治疗的病人。

（2）正进行标准化疗方案规律用药而未满疗程的病人。

（3）不规律化疗未满1个月的病人。

复治结核病：复治病人符合下列情况之一。

（1）因结核病不合理或不规律用抗结核药物治疗≥1个月的病人。

（2）初治失败和复发病人。

4. 结核病不治疗能自行康复吗？

结核病的发生是结核菌与机体免疫功能对抗的过程中，结核菌感染及其引起的病变占了优势所致。大多数病人必须要靠抗结核药物消灭结核菌才能康复，少数病人靠自身免疫功能清除结核菌可以自行痊愈。在没有抗结核药物的年代，主要靠休息、营养、阳光照射等治疗，大约 1/3 的病人幸存下来。如果不进行抗结核治疗，痰涂片菌阳病人 10 年死亡率为 70%，痰培养阳性（涂片阴性）病人则为 20%。根据 WHO 全球报告，我国初发结核病成功治疗率为 94%~95%。因此，对所有结核病病人，包括临床诊断的病原学阴性肺结核病人，我们都是主张早期治疗的，以免结核病发展到非常严重的阶段。

• **知识拓展** •

什么是病原学阳性结核病?

根据结核病原学检查结果，我们把结核病分为病原学阳性病例及病原学阴性病例，所谓病原学阳性病例就是抗酸染色阳性，或者结核菌核酸阳性，或者结核菌培养阳性的病例，属于确诊病例；上述3个检查结果阴性者即为临床诊断病例。非常遗憾的是我国肺结核病原学检查阳性病例仅有31%（WHO 2018年全球结核病报告数据），即69%的肺结核病人不能确诊，对这些病人，根据情况进行有创检查如纤维支气管镜、经皮肺穿刺、胸膜活检等明确诊断，或者直接进行诊断性抗结核治疗（详见相关解答）。当然，这些病例在任何时刻查到结核病病原学阳性结果，就称为病原学阳性结核病。

5. 肺结核怎样才算治愈?

肺结核病的治愈标准，主要依据痰结核菌检查结果。对于痰菌阳性的肺结核病人，在完成预定的疗程，最后 2 个月连续痰菌阴性，即为阴转治愈。对于痰菌阴性肺结核病人，在完成预定的疗程后，痰菌仍然阴性者，为满疗程治愈。对于痰菌连续阴性（或连续阴转），病变全部吸收或无活动性，空洞闭合半年以上者；如残留空洞，则需满疗程停药后，痰菌连续阴转一年以上者，为临床治愈。对于临床治愈的肺结核病人，经 2 年观察胸部影像无改变，痰菌持续阴性，即为临床痊愈。

治愈标准具体概括为以下四个方面：

（1）病人咳嗽、咳痰等不适感消失

合理治疗后首先改善的是病人的不适，一般用药 1~10 天症状可以缓解、消失，但个别病人症状反复出现，反复出现代表疾病没有真正治愈。

（2）胸片或胸部 CT 示病灶痊愈有三种情况

①消散：渗出或增殖灶可完全消散，不留瘢痕，或仅遗留少许纤维条索。

②纤维化：肺组织破坏后以纤维结缔组织增生形式修复，形成纤维化灶。

③钙化：肺组织坏死、分解，产生酸类物质，干酪灶失水、干燥，钙盐逐渐沉积，最终形成钙化灶。

（3）多次痰涂片检查抗酸杆菌阴性或痰培养无抗酸杆菌生长，或痰 PCR 检测呈阴性反映，后两者在判断肺结核是否痊愈之上价值更大。

（4）完成疗程

初治肺结核一般用药 6~9 个月，复治肺结核一般用药 9~12 个月，统计资料提示完成疗程可减小结核病的复发率。耐药结核一般用药 20~24 个月。

有儿点值得注意：

（1）临床症状方面

部分病例治愈后仍可有轻微临床表现，比如结核性胸膜炎病人，疗程结束后仍伴有胸膜增厚、粘连者，可有少许胸痛；结核性支气管扩张伴感染、咯血者，不应误认为是结核未治愈或结核加重、复发。

（2）胸部影像学方面

只有少数（主要是处于疾病早期）病人可以不留痕迹，多数病人会留下纤维条索、钙化等。

6. 肺结核形成的空洞治疗后会缩小消失吗？

肺结核空洞治疗后的变化情况主要取决于病程长短及病情的

轻重。

（1）形成时间较短的早期结核空洞经治疗后大部分可以缩小甚至消失。

（2）病程较长的结核空洞，有效治疗后留下薄壁净化空洞，这也是结核痊愈的表现之一。

（3）对大多数慢性纤维空洞性肺结核的治疗，不能强求空洞消失，因可能会留下稳定空洞病灶。

（4）有巨大结核空洞的肺结核可以出现开放性治愈，其诊断依据如下：

①首先必须排除由于非结核性疾病造成的透亮征象，凡患病以来未见结核菌排出者除外。

②进行化疗后，每月1次以上做结核菌检查，1年以上未见排菌者。

③胸片示结核空洞在2 cm以上，空洞壁菲薄者。

④各支气管通畅，内容物易于排出者。

⑤空洞附近有广泛胸膜粘连，空洞周围肺组织有硬结钙化灶，妨碍空洞收缩者。

7. 肺结核病人在哪些情况下需要外科手术治疗？

大多数肺结核病人是不需要外科手术治疗的，只需要化疗即可治愈。在我国患有结核病的病人只有约5%需要外科手术治疗作为化疗的辅助治疗，手术治疗的基本原则是最大限度地切除病灶，并最大限度地保留肺功能。需要外科手术治疗的肺结核病人多数经过药物治疗后，虽然症状有所缓解，但是形成空洞，久不闭合，造成经常性反复感染，或继发曲霉菌感染，或合并大咯血，或形成结核性毁损肺、结核瘤，经内科治疗很难达到满意的疗效。这些情况具体包括：

（1）空洞性肺结核

治疗效果不佳；病变局限于一个肺叶内；合并反复感染或咯血；持续排菌。

（2）结核合并大咯血

既往咯血和新近咯血可以确定来源于同一病肺；一次咯血量大于200 ml，或24小时咯血量大于600 ml；准备切除病肺以外的余肺内无明显结核活动性病变。

（3）结核性毁损肺

一侧肺毁损，使肺功能完全丧失，并易造成对侧肺播散，病人呼吸功能明显减低，出现呼吸困难。

（4）结核球

病变位于一个肺叶内；与肺癌等疾病不易鉴别。

（5）结核性支气管狭窄

支气管瘢痕性狭窄或阻塞，伴有肺不张、张力性空洞、反复阻塞性肺炎、支气管扩张、肺实变、毁损肺。

（6）脓胸、支气管胸膜瘘

（7）耐多药及广泛耐药结核病能手术治疗者，近年主张积极手术治疗。

• 知识拓展 •

不宜行手术治疗的结核病有哪些？

必须注意，由于肺结核手术后可能出现并发症，应该严格掌握手术指征。一般情况下，下列情况不宜手术：

（1）肺部严重而广泛的结核病变。

（2）肺功能明显受损害，降至正常40%以下。

（3）有明显的心功能不全或心力衰竭。

（4）合并严重肺外结核，即使切除肺部病变也不能治愈的结核病病人。

（5）合并其他严重疾病如糖尿病、甲状腺功能亢进、严重肝肾疾病等。

8. 有没有治疗结核病的“偏方”“秘方”“特效药”？

总的说来，目前尚未发现治疗结核病的“偏方”“秘方”。虽然偶尔有民间中药“秘方”治愈各种结核病的报告，偶尔发生的可能性比较大。抗结核的化疗药物即是治疗结核病的“特效药”，由于标准联合化疗可以治愈94%以上不耐药结核病，可以认为是“特效药”，除此而外，没有其他“特效药”。值得提及的是对于一线四联的抗结核病药物治疗方案，国产药物效果极佳，没有进口抗结核药的疗效比国产药物疗效好的证据。

9. 中医中药治疗结核病，效果如何?

一般来说，不单独使用中医中药治疗结核病。中医中药辅助抗结核药物化疗，有缓解症状、缩短疗程、治疗并发症、减轻药物毒副反应等减毒增效的良好作用。

治疗方法主要有几个方面：

（1）一般治疗

包括注意休息、环境通风良好、保持新鲜空气；保持愉快的心情、健康饮食习惯，禁忌辛辣、生冷、燥性食物；禁忌烟、酒。

（2）辨证施治

结核病的发生与发展，关系到肺、脾、肾三个脏器，故结核病的辨证施治应依据阴虚本质，结合脏腑辨证施治。

（3）对症治疗

根据咳嗽、咯血、胸痛、潮热、盗汗等对症治疗；也包括减轻药物毒副反应。

（4）针灸治疗

已经很少使用，尚用于辅助治疗肠梗阻等。

10. 结核病治疗疗程一般需要多长时间？

总的来说，这是一个非常复杂的问题，不同国家、不同指南推荐不一致。一般来说不耐药（敏感）肺结核的标准治疗疗程一般是 6 个月（其中强化期 2 个月）。如果过早停药，病人易于复发、导致耐药，所以一定要强调足够疗程。

结核病治疗疗程的长短与多种因素有关，比如结核病的种类、结核病的严重程度、机体免疫功能以及是否耐药等因素均影响疗程。根据我国结核病指南及临床实际情况，我们对结核病的疗程总结如下。

（1）肺结核的种类

同样都是敏感肺结核的情况下，原发性肺结核及继发性肺结核的疗程一般是 6 个月（其中 2 个月强化期，4 个月维持期），而血行播散性肺结核疗程是 1 年（强化期 3 个月），气管—支气管结核、结核性脑膜炎疗程为 12~18 个月（强化期 3 个月），结核性胸膜炎的疗程为 12 个月，轻者可以减到 9 个月。

（2）治疗严重结核病的疗程要长些

比如有干酪性肺炎者，抗结核治疗疗程为 12 个月。

（3）肺外结核疗程一般比肺结核长

肺外结核中疗程最短的为淋巴结结核，疗程是9个月（胸内淋巴结较大或多组淋巴结肿大者，建议用12个月），疗程需要12~18个月的有结核性脑膜炎、结核性心包炎、骨关节结核、肠结核等，其他肺外结核疗程一般为1年，轻者可以缩短到9个月。

（4）机体免疫功能的影响

免疫功能低下者疗程要延长，比如合并糖尿病、尘肺、HIV感染及AIDS病人、器官移植和骨髓移植术后等，抗结核的疗程要不低于1年。

（5）耐药结核病

疗程长于敏感结核病，以耐多药结核病为例，目前推荐并且我国最常使用的标准治疗疗程不短于20个月，其中注射期为8个月，总疗程远远长于敏感结核病。当然，最近几年推荐的9个月的耐多药结核病短程治疗方案，可用于少数耐多药结核病病人。

（6）其他因素

比如强化期治疗药物不含吡嗪酰胺者，疗程延长3个月。

（贺建清）

11. 结核病病人都需要住院治疗吗?

一般情况下，结核病病人不需要住院治疗，大多数结核病病人在专业医务人员的督导下门诊治疗，但是结核病一般早期可没有症状，或是部分病人有轻微症状如咳嗽、乏力，易误认为感冒而被忽略，随着疾病发展，症状逐渐增多或明显，当病人有以下情况需要及时住院治疗：

（1）存在慢性基础疾病的病人：伴有慢性支气管炎、肺心病、糖尿病、肝炎、肝硬化的病人。

（2）特殊人群的结核病病人：儿童、年老体弱的病人。

（3）需要有创操作或手术者：胸腔穿刺术、活检术病人等。

（4）合并较重的感染或并发症的病人：咯血、气胸的病人。

（5）耐药结核病病人。

（6）治疗过程中出现不良反应者。

病人能够在专业医生的指导下进行系统的诊断，并且选择一个最为有效合理的治疗方法，这样做能够为疾病的康复打下一个良好的基础。通过服用药物，能够降低死亡率，避免疾病传染给他人。而且，在住院的这段时间，病人可以系统接受结核病的相关知识教育，促进病人养成一个规律用药的习惯。另外，在住院之后病人可以得到充分的休息，生活会变得更加的规律，能够加快疾病的康复。

12. 抗结核药的应用基本原则是什么？

化疗是当前治疗结核病的主要手段。抗结核药的应用原则：早期、联合、适量、规律、全程。

（1）早期

结核病早期局部组织破坏少，病灶内毛细血管网尚存在、炎性细胞浸润、纤维素渗出，肺泡结构保持完整、可逆性大，有利于药物渗透和分布，同时巨噬细胞活跃，可吞噬大量的结核菌，有利于组织的修复和有效杀灭结核菌。此外早期病灶中的结核菌代谢旺盛，繁殖快，对于抗结核药敏感性强。因此，早期用药，病变可吸收、消散不留痕迹。如不及时治疗，小病拖成大病，大病导致不愈，一害自己，二害周围人。

（2）联合

要有计划地联合应用抗结核药。病灶内的结核菌往往是敏感菌和耐药菌混合存在。耐药菌存在是导致化疗失败的原因。如果单一用药，虽然能杀死敏感菌，但耐药菌却可残留继续繁殖，而导致化疗失败。目前所知，任何一种抗结核药单独使用都较易产生耐药性而降低效力。联合不同机制的抗结核药，可以利用多种药物交叉杀菌作用，不仅能提高杀菌灭菌效果，还能减少耐药性的产生。病人不能自行改变所服用药物种类，以免引起不良后果。

（3）适量

任何疾病药物治疗时都必须有一个适当的量，这样才能既达到治疗的目的又不给人体带来毒副作用。病人不能根据自己的病情，自行加量或减量。

（4）规律

结核菌是一种分裂周期长、生长繁殖缓慢、杀灭困难的细菌。坚持按计划规律服药，即使症状消失，也不可随意中断治疗，这是治疗成功的关键。但在临床上有些病人不遵医嘱用药，只重视症状的有无，有症状时服药，没有症状时自行停药。另有一部分病人看说明书或道听途说抗结核药副反应多而不敢用药，或用用停停，或症状稍有好转后即自行停药，造成间断不规律用药。规律用药可保持相对稳定的血药浓度，以达到持续杀菌的作用。反之，血药浓度不稳定，在低浓度时达不到最低抑菌浓度，反而会诱导细菌的耐药性。因此病人服药应做到：一丝不苟，一顿不漏，切忌三天打鱼，两天晒网。

（5）全程

医生会根据病人病情给予最佳化疗方案。结核病人服用抗结核药后，短期内症状会显著改善，2 个月左右大部分敏感菌被消灭，但是非敏感菌和细胞内结核菌仍然存活，只有坚持用药最终消灭这部分细菌，才能达到减少复发目的。有些病人短期服药后以为自己结核病治愈了，还有些病人无法坚持长时间服药，就自行中断疗程，结果导致结核病复发甚至耐药的产生，疾病迁延不愈。

如果偏离了以上原则，将会造成结核病的延误治疗、病情恶化、结核菌的耐药，甚至成为耐多药结核病或难治性结核病，以至于终身难愈。

13. 什么是诊断性抗结核治疗？

指在未能获得病原学、病理学或其他有力证据的情况下，为达到明确诊断的目的而采取的有针对性的治疗，根据病人对治疗的反应进行综合分析，以期为诊断和进一步治疗提供参考或提示或决定性意义的依据。肺结核病人中只有 1/3 的病人能够从痰中检出抗酸杆菌，即确诊，剩下 2/3 的病人以及其他系统的结核病病人大多数都是临床诊断，这部分病人不能因为没有找到确诊的金标准就不治疗，如果非要等到他们的病诊断明确后才治疗，可能会错过治疗的最佳时机，所以这部分病人的治疗就叫作诊断性抗结核治疗，治疗一段时间以后病人的症状、体征都好转，胸片复查肺部病灶有吸收趋势，也可以反过来证明确为结核病。

• 知识拓展 •

哪些情况下需要做诊断性抗结核治疗？疗程为多长时间？

临床上常见用诊断性抗结核治疗的疾病主要包括：菌阴肺结核、不明原因的发热，不明原因多发性多浆膜腔积液，怀疑结核性脑膜炎。

有学者研究认为诊断性抗结核治疗时间不能少于4周，对于超过4周不退热病人，也不要轻易放弃结核病的诊断，应该在积极抗结核治疗同时寻找确切依据。

14. 诊断性抗结核治疗会有什么风险？

诊断性抗结核治疗作为一种重要的鉴别诊断手段，容易导致药物性肝损害，特别是出现急性肝衰竭甚至死亡。如果抗结核治疗 6 周仍不退热，或是治疗过程中病情反复恶化者，应考虑：

（1）系耐药结核菌感染而选用方案不合适，不能控制病情。

（2）系全身播散性结核病，各个脏器结核病逐渐表现或是逐个表现出来。

（3）合并其他致病菌混合感染。

（4）结核病诊断有误或是伴发其他不易与结核病鉴别的疾病，如：淋巴瘤、结节病、胸部肿瘤及结缔组织病等。

（5）无反应性结核病。

15. 常用抗结核药有哪些？

目前临床上治疗结核的药物种类繁多，大体可分为一线药和二线药，具体如下：

（1）一线抗结核药

结核病治疗首选药物，疗效好，副作用相对较少，包含药物：异烟肼、利福平、乙胺丁醇、链霉素、吡嗪酰胺。

（2）二线抗结核药

多为抑菌剂，主要是对一线抗结核药不能耐受或是产生耐药的病人用。其毒副作用大，疗效不确定，疗程长，价格高。常用药物有：氟喹诺酮类抗生素、对氨基水杨酸 / 帕司烟肼、丙硫异烟胺、氨硫脲、环丝氨酸、卷曲霉素、卡那霉素、利奈唑胺等。

16. 什么是不合理化疗？其危害性有哪些？

不合理化疗主要包括未坚持规律化疗及未完成规定疗程，此外也包含化疗方案不合理。不合理化疗不但治疗失败率高，而且复发率也高，同时细菌极易对抗结核药产生耐药性，再次治疗效果差，最终成为久治不愈耐药菌的慢性传染源。

17. 为什么上了抗结核药后症状反而加重了？

服用抗结核药的病人常常会出现这样的疑问："医生，我吃药 2 个月了，怎么又开始发热、咳嗽、吃不下饭了？怎么办？"

在抗结核治疗过程中尤其是在强化治疗期间会出现类赫氏反应，它属于一种肺内外的变态反应，临床症状及体征会出现一过性、暂时的"恶化"表现，临床医生继续目前的抗结核治疗方案，"恶化"现象多能消失；还有就是需要排除以下情况：

（1）不是结核病。

（2）耐药结核病。

（3）合并其他导致疾病恶化的疾病。

• 知识拓展 •

什么是赫氏反应和类赫氏反应？

赫氏反应最早由奥地利皮肤病学家Jarisch Adolf Herxheimer、Karl Herxheimer两兄弟在治疗梅毒过程中发现。赫氏反应也叫暂时性矛盾反应，原指在治疗晚期梅毒时，开始即用青霉素或是砷剂等抗梅毒螺旋体作用较强的药物，在注射后由于药物对梅毒螺旋体的杀菌作用太强，导致梅毒螺旋体大量死亡，大量有害物质从死亡的梅毒螺旋体体内溢出来以及机体内的变态反应可发生局部和全身反应，使原有症状加剧。

结核病化疗初期也发现类似反应，被称为类赫氏反应。结核病化疗中出现的类赫氏反应是暂时性的，主要是因为药物进入人体后杀死大量细菌，菌体被杀死后释放大量内毒素，包括蛋白质、磷脂及多糖，作为抗原，使本来致敏的体内发生变态反应，从而出现结核症状加重。

结核病病人在化疗期出现类赫氏反应多发生在抗结核治疗前3个月，青壮年、初治菌阳病人多见，易被误诊为结核病真正恶化或诊断错误，常中断或是改变治疗方案。病人应采用积极乐观的应对方式，避免消极应对，转移注意力，提高生活质量。

18. 如果早晨漏服抗结核药该怎么办?

研究证明，抗结核药的杀菌作用取决于短时间内的药物高峰血浓度，血浓度的峰值越高，接触结核菌时间越长，杀菌或抑菌效果越好。一日的剂量一次服用可以达到高峰血浓度。如果早上、白天忘记吃药，底线是当天的药物当天吃，不要拖到第二天服用抗结核药。期间漏服一次药物不需要第二天加大剂量服用，只需按正常剂量服用即可。病人应避免漏服药物，以免产生耐药性。

• 知识拓展 •

什么是血药浓度?

血药浓度指药物吸收后在血浆内的总浓度，包括与血浆蛋白结合的或在血浆游离的药物浓度，有时也可泛指药物在全血中的浓度。药物作用的强度与药物在血浆中的浓度成正比，药物在体内的浓度随着时间而变化。

19. 注射链霉素后会耳聋吗?

链霉素（streptomycin，SM）是一种氨基糖苷类抗生素。它的抗结核菌的特效作用，是与结核菌菌体核糖核酸蛋白体蛋白质结合，起到了干扰结核菌蛋白质合成的作用，从而杀灭或者抑制结核菌生长。

链霉素可在内耳积蓄并影响内耳蛋白质合成导致耳聋发生，链霉素引起内耳损害部位主要在前庭和耳蜗，症状为眩晕、耳鸣和听力下降。

由于链霉素肌肉注射的疼痛反应比较小，适宜临床使用，只要应用对象选择得当，剂量又比较合适，大部分病人可以长期注射（一般 2 个月左右），所以应用数十年它仍是抗结核治疗中的主要用药。为避免链霉素在使用过程中对听力的损害，在使用时应严密观察耳蜗损害的主要症状，常为耳鸣与耳聋，持续耳鸣、耳部饱满感有时为听力减退的先兆症状，如出现上述症状应立即停药，可防止耳聋。

20. 吃了利福平为何小便颜色是橘红色的?

常常有病人口服利福平后担忧："怎么办？我小便里有血。"口服利福平后真的会导致便血吗？

利福平是所属利福霉素家族的一种广谱抗生素类药物，利福平为红色或暗红色的结晶状粉末，不溶于水，主要经胆和肠道排泄，可进入肠肝循环，但其去乙酰活性代谢物则无肠肝循环。60%~65% 的给药量经粪便排出，6%~15% 的药物以原形、15% 为活性代谢物经尿排出，7% 则以无活性的 3- 甲酰衍生物排出，亦可经乳汁排出。病人服用该药后，大小便、唾液、痰液、泪液、乳汁等可呈橘红色。因此，口服利福平后不用担心小便颜色，停服后小便颜色会变为正常。

21. 利福平和利福喷丁为什么要空腹服用?

利福平和利福喷丁均属于利福类药物，是抗结核菌的抗生素，为了保证药物的药效要求空腹服用。

这个药物空腹服用时药物的吸收利用率比较高，治疗效果比较好。利福平等利福类药物在氧化酶的作用下易被氧化生成另一种结构，结构改变会导致药物杀菌力受抑制，使药效降低。用酸化的健康人唾液或胃液也能使利福类药物发生上述氧化反应，导致药效的降低。人在吃饭的过程中总伴有唾液的分泌，当唾液进入胃内时，在胃酸的作用下即被酸化形成酸性的唾液，其中含有氧化利福平等药物的氧化酶。如果进食的同时服用利福类药物，则被这些酸性的唾液氧化，使其药效降低甚至丧失。如果饭后不久服用利福类药物，还可因胃内食物的潴留，妨碍胃肠对药物的吸收，延长药物在胃内的停留时间，使药物与酸化唾液的接触时间延长，促使其氧化。服用利福类药物后一般 2~3 小时不进食，即可避免大量唾液和胃酸分泌，防止胃内大量酸化唾液的形成减少药液的氧化量。另外，由于胃内无大量食物滞留，利于胃肠对药物的及收。

（刘莉）

22. 使用环丝氨酸应注意什么？

环丝氨酸是一种二线抗结核药，常常作为耐多药结核病的治疗药物之一。在我国，环丝氨酸治疗耐药结核病的效果较好，但该药每天剂量不能超过 1 g，不良反应多在服药的一个月内发生。

如果病人现在或者曾经患有癫痫、焦虑症、忧郁症、烦躁或精神病以及肝肾功能不全等疾病，必须在用药前如实告知医生。同时建议病人在服用环丝氨酸期间应注意以下事项：

（1）环丝氨酸不良反应主要为神经及精神系统症状，病人和家属需要仔细观察是否出现头痛、眩晕、嗜睡、行为异常等症状，一旦出现请及时报告给医生并及时就诊。一般情况下，应该由医生来判断该病人是否需要减量或者停用环丝氨酸、是否需要心理专科医生的帮助和治疗。如果病人服药期间出现昏倒、口吐白沫、四肢抽搐、皮疹等情况，请立即送往医院急诊就医并及时停药。

（2）病人应严格按照医生的要求服用环丝氨酸，包括药物每天的剂量、用法、服药天数和注意事项，切不可擅自调整药物的剂量或者随便停药。

（3）定期到门诊复查，严格按照医生要求定期抽血检查肝、肾功能以及进行心理评估。

（4）服药期间不能饮酒。

（5）可在医生指导下同时服用维生素 B_6 以预防不良反应。维生素 B_6 是一种水溶性维生素，参与人体内糖、蛋白质、脂肪的正常代谢。使用环丝氨酸抗结核治疗的时候加用维生素 B_6，可以在一定程度上缓解环丝氨酸引起的精神及神经系统不良反应。

23. 能不能一次开完全部疗程的抗结核药?

抗结核治疗疗程较长，很多病人想一次性开完全部疗程的药物，以减少来医院的次数，但是医生不能一次性开完全部疗程药物，具体原因如下：

（1）抗结核治疗是一个长期的个体化治疗过程，治疗时间为半年到数年不等，包括强化期和巩固期。抗结核治疗方案不是一成不变的，在强化期和巩固期的治疗方案是不相同的。

（2）治疗过程中需要专科医生的全程监督、指导和鼓励，以确保病人得到规范化抗结核治疗，从而减少耐药结核病的产生，并提高病人的治疗效果。

（3）抗结核药在治疗过程中可能会导致病人全身多个系统的不良反应出现，严重者甚至可能出现生命危险，医生会根据病人病情停药或换治疗方案。

（4）进行抗结核治疗的病人需要定期到门诊复诊，完善肺部 CT，肝、肾功能，血常规，小便常规，痰查结核菌等检查。医生会根据检查结果，对治疗效果、药物副反应进行评估后，判断是否需要调整抗结核治疗方案、是否需要处理不良反应以及确定下次复诊时间，最后才开出适合病人的下一个阶段的抗结核药物。

所以医生不会一次性开完全部疗程的抗结核药，请病人严格按照医生要求定期到门诊复诊开药。

24. 服用抗结核药治疗期间，病人多久需要复诊？

抗结核治疗期间，治疗方案会根据病人情况进行调整。抗结核药可能会导致结核病病人出现不同的不良反应。由于每个病人对治疗药物的反应和耐受程度各不相同，为了更好地了解病人的服药情况、治疗效果、不良反应，制定适合每一位结核病病人的个体化治疗方案，医生会要求病人在服用抗结核药治疗期间内定期到门诊进行复诊，以达到最好的治疗效果。一般情况下，病人在一个月内至少需要复诊一次。如果病人出现突发情况，则建议及时就诊，以免耽误病情和延误正确治疗。

复诊时请带上既往的所有检查资料，医生会根据病人的具体情况，安排血常规、肝肾功能、尿常规、电解质、痰查结核菌、心电图、听力测试、胸部 CT、心理评估等相关检查，然后制定出下一个月的药物治疗方案并交代相应的注意事项。

25. 常用抗结核药有哪些不良反应？

抗结核药的不良反应较多，涉及人体多个系统。主要的不良反应多表现为：

（1）胃肠道反应（恶心、呕吐、食欲下降、腹泻等）。

（2）肝损害（上腹部不适、腹胀、腹痛、发热、乏力、皮肤及眼睛发黄、血转氨酶及胆红素水平升高、皮肤瘙痒、尿色深黄等）。

（3）关节损害（关节疼痛、痛风发作）。

（4）周围神经炎（四肢远端麻木或烧灼感）。

（5）过敏反应（发热、皮疹、皮肤瘙痒、呼吸困难、昏倒）。

（6）血液系统反应（白细胞、血小板减少，出血，酱油色尿）。

（7）肾损害（小便量减少、蛋白尿、颜面部及四肢浮肿、血肌酐水平升高，需要进行血液透析或腹膜透析）。

（8）精神心理异常（抑郁症、焦虑症、自杀行为）。

（9）听力/视力下降、前庭神经受损（走路不稳、头昏、眩晕）等。

其中，以胃肠道反应所占比例较大，肝损害最为重要，其他不良反应少见。

几种常见抗结核药的主要不良反应见表4–1。

表4–1　常用抗结核药不良反应

药名	主要不良反应	注意事项
异烟肼	周围神经炎、肝功能损害，偶尔有癫痫、关节痛、皮疹等	定期检测肝功能，有神经障碍、癫痫、中枢神经系统障碍史禁用
利福平	肝毒性、过敏反应、胃肠道反应	空腹服用，最好服药后1小时再进餐，严重肝病及妊娠3个月内禁用。定期检测肝功能。单独使用可迅速发生耐药。体液及分泌物、尿液会呈橘红色
链霉素	听力障碍、眩晕、肾功能障碍、过敏反应	用前必须做皮试，过敏者禁用。严密观察听力变化及头晕、耳鸣反应。定期检测尿常规及肾功能
吡嗪酰胺	肝毒性、过敏反应、胃肠道反应、高尿酸血症	单独使用可产生耐药性，应定期检测肝功，孕妇及痛风病人禁用

续表

药名	主要不良反应	注意事项
乙胺丁醇	视神经损害、末梢神经炎	定期检查视觉和颜色的鉴别力。发生视神经炎、婴幼儿及糖尿病病人出现眼底变化立即停药
利福喷丁（同利福平）	肝毒性及过敏反应发生率低于利福平	对利福平耐药的病人亦对利福喷丁耐药。其余事项同利福平
丙硫异烟胺	胃肠道反应、肝毒性、糙皮病，可引起烟酰胺多代谢紊乱	应适度补充B族维生素，定期检测肝功能，慢性肝病病人、精神障碍病人、孕妇及12岁以下儿童禁用
对氨基水杨酸	肝毒性、过敏反应、胃肠道反应	静脉用时避光输注，药液变色后禁用。发生过敏反应立即停药。定期检测肝功能
阿米卡星	同链霉素	与氨基糖苷类有单向交叉耐药，链霉素耐药及过敏者不再使用本药
卷曲霉素（同链霉素）	电解质紊乱	检测电解质情况，观察头晕、耳鸣、听力减退等反应
氟喹诺酮类抗生素	中枢神经系统损害、过敏反应、光敏反应、胃肠道反应、肝肾毒性	用药后避免阳光照射。不与含铝、镁、铁、钙剂同服。有精神障碍、喹诺酮类抗生素过敏史、肌腱炎、骨关节损害、癫痫病史、18岁以下者禁用
环丝氨酸	中枢神经系统损害	有神经、精神症状者禁用。口服维生素B_6辅助治疗

26. 如何正确对待在治疗中出现的药物毒副反应？

在开始抗结核药治疗之前，医生均会详细告知病人在治疗过程中可能会出现哪些药物毒副反应、毒副反应有什么具体症状和表现，同时需要病人和家属密切关注病人用药后的身体情况。

当在治疗过程中真的出现身体不适的时候：

（1）需要病人和家属都保持冷静，维持心态稳定，切莫惊慌。

（2）请不要自行将抗结核药物减量或者停药。

（3）最重要的是请立即就诊和报告医生，详细告知自己哪里不舒服、吃了什么药物、药物服用时间、以前曾经患过哪些疾病等情况，以便于医生正确认识和处理药物毒副反应。

实际上，绝大部分不良反应在药物减量或者加用对症药物后都能够得到很好的缓解。因此病人不用过度紧张和担心，在治疗过程中只需保持平常心态、遵从医嘱服药、正确关注自己的身体、定期复诊即可。

27. 发生药物不良反应时能否立即停药或自行减少用药剂量？

一般情况下，不建议病人自行停药或者减少抗结核药剂量。如果病人突发严重不良反应，例如昏倒、出血、抽搐、大面积皮疹 / 水疱等危及生命的情况下，可暂停用药。我们强烈建议病人在出现不良反应时，立即就诊并报告医生，由医生来判断是否需要减量或者停药，并给予相应的治疗。

抗结核治疗需要在医生指导和监督下完成，遵守早期、规律、全程、适量、联合五大原则才有利于疾病的治愈。如果病人一出现药物不良反应就自行停药或减少用药剂量，容易造成耐药结核病的形成，导致病情加重、治疗难度极大地增加、治疗费用大幅增高、治疗疗程明显延长，甚至出现治疗失败导致死亡。另外，抗结核治疗过程中出现的大部分不良反应并不严重，并且在医生的帮助下都能够得到很好的缓解。

所以在治疗期间发生药物不良反应时，病人需要做的事就是保持冷静，并及时到医院就诊，绝不是自己擅自处理。相信医生，把剩下的事情交由医生来处理。

28. 服用抗结核药后皮肤瘙痒怎么办?

服用抗结核药后，有的病人可能会出现皮肤瘙痒。一旦出现这种情况，建议病人立即就诊，及时报告医生，由专科医生来判断是否存在抗结核药过敏的情况、具体是哪种药物引起皮肤瘙痒的可能性大、是否存在皮肤发黄，并安排肝功能等检查。医生还会观察皮肤情况，是否存在皮疹、红斑、水疱、脱皮等情况，由医生来判断是否需要减量或者停用抗结核药、是否需要抗过敏和对症治疗。

建议病人穿棉质及舒服的衣服，避免穿着紧身衣服，避免太阳下曝晒。不建议病人自行在皮肤上涂抹药品进行处理，这样可能会影响医生对病情的判断。如果皮肤出现水疱，病人不可自行挑破，这样可能造成皮肤感染甚至危及生命。

29. 服用抗结核药后尿酸升高怎么办?

尿酸是人体嘌呤代谢的终产物，各种嘌呤氧化后生成的尿酸随尿排出。如果体内产生过多尿酸或者尿酸排泄减少，会导致血尿酸浓度升高，从而引起人体体液变酸，影响人体细胞的正常功能并发生痛风。抗结核药（例如吡嗪酰胺）的代谢产物可以抑制尿酸的排泄，同时促进肾小管对尿酸的重吸收，从而导致高尿酸血症和痛风样表现。

服用抗结核药治疗后，大部分病人的尿酸增高不会引起痛风发作及严重的肾功能受损，例如关节发红、发肿、发热、疼痛、关节活动受限和血肌酐增高、少尿、水肿以致需要血液透析等。通过饮食控制或者对症治疗后一般不会影响抗结核治疗。当病人的血尿酸轻度升高并且没有症状时，不建议自行停药，可尝试减少高嘌呤饮食，包括海鲜、啤酒、动物内脏、豆制品等。经饮食控制后，如果尿酸仍呈进行性升高或者出现痛风发作、少尿、水肿等情况时，建议及时就诊，由医生给予相应处理。严重者可停用吡嗪酰胺等药物。建议病人按需复诊，加强血尿酸、肾功能的监测。

30. 如何预防抗结核药引起的肝损害的发生？

首先病人需要在用药期间保持合理作息、规律生活、避免劳累，加强营养的同时禁止饮酒。其次需要在医生的专业指导下正确服用抗结核药，包括药物的种类、剂量和服药时间。服药期间避免服用其他可能引起或者加重肝损害的药物。

开始抗结核治疗之前明确告知医生既往是否有肝病史。如果有活动性肝炎，建议进行相关治疗。开始抗结核治疗后，按照医生要求定期复查肝功能。平时注意观察身体变化，有无食欲下降、恶心、不想吃东西、全身皮肤或眼睛变黄、腹痛、皮肤瘙痒等症状。

31. 经抗结核治疗症状缓解后能否改为中药治疗？

不能。抗结核治疗一般会持续半年以上，包括强化期和巩固期两个阶段。早期、规律、全程、适量、联合五大原则是抗结核治疗的关键。其中，“全程”原则强调完成整个抗结核疗程，不得擅自终止治疗。临床上，很多结核病病人的症状（包括发热、咳嗽、咳痰、咯血等），在规范化抗结核治疗 1~2 个月就能够得到缓解。如果此时就停用抗结核药，改为中药治疗会导致治疗失败，可能加重病情，导致耐药结核病产生，甚至造成生命危险。因为抗结核治疗方案里包括杀菌剂、抑菌剂等多种药物共同起作用，而中药并没有类似作用，从而达不到治疗效果。在此需要强调的内容是，是否停药需要由专科医生通过综合判断来决定，绝不是仅仅依靠病人的症状是否缓解来判断的。

32. 结核病经治疗后有哪几种转归?

结核病治疗后的转归包括治愈、完成治疗、治疗失败、死亡、失访和未评估等六种。其中，治愈和完成治疗两者合称为治疗成功。上述各种转归的定义在对结核药物敏感的结核病病人和使用二线药物治疗的耐药结核病病人中有所不同，具体描述见表 4–2。

表 4–2　结核病治疗转归分类

结核病病人类型	治疗转归	定义
对抗结核药敏感者	治愈	治疗开始时经细菌学确诊为结核病的病人，在治疗最后一个月及之前至少一次痰涂片或培养结果是阴性的
	完成治疗	结核病病人完成治疗，且无证据显示治疗失败，但也没有记录表明治疗最后一个月及之前至少一次的痰涂片或培养结果是阴性的
	治疗失败	治疗中第5个月或之后的痰涂片或培养结果为阳性的结核病病人
	死亡	在治疗开始前或治疗过程中由于任何原因死亡的结核病病人
	失访	未开始治疗或治疗中断连续2个月或以上的结核病病人
	未评估	未登记治疗转归的结核病病人。这包括“迁出”到其他治疗机构的病例和本报告机构不了解其治疗转归的病例
使用二线药物治疗的耐药结核病病人	治愈	按国家政策建议完成治疗且无证据显示治疗失败，而且强化期后最少连续3次痰培养结果为阴性，每次至少间隔30天
	完成治疗	按国家政策建议完成治疗且无证据显示治疗失败，但是没有记录表明强化期后最少连续3次痰培养结果为阴性，每次至少间隔30天
	治疗失败	治疗终止或治疗方案需要永久性更换至少两种抗结核药，因为：到强化期结束时未出现痰菌阴转，或痰菌阴转后继续治疗期内出现细菌学逆转——痰菌转阳，或有证据表明对氟喹诺酮类药物或二线抗结核药物注射剂发生进一步获得性耐药或药物不良反应
	死亡	治疗过程中由于任何原因死亡的结核病病人
	失访	治疗中断连续2个月或以上的结核病病人
	未评估	未登记治疗转归的结核病病人

33. 什么情况下可以停用抗结核药?

首先需要强调的是，什么情况下可以停用抗结核药，是由结核病或者呼吸科的专科医生通过对病人临床症状、治疗效果、治疗疗程的时长和各种检查结果进行综合判断后最终决定的。病人切不可擅自停用药物，避免造成治疗失败或者耐药结核病的产生。

抗结核药治疗疗程长短是根据病人具体情况来决定的。初治或复治（指病人之前治疗失败或者治疗不规律导致结核病复发）的结核病病人疗程为 6~12 个月不等，耐多药结核病病人治疗时间可长达 21 个月。停用抗结核药的标准在对抗结核药敏感的结核病病人和使用二线药物治疗的耐药结核病病人中也有所不同。一般来说，当病人完成治疗疗程，符合治疗成功的定义即可停止治疗。

（罗兰）

34. 吸烟、饮酒对结核病病人治疗有什么影响?

俗话说：吸烟伤肺，饮酒伤肝。对于健康人群都如此，因此结核病病人更需戒烟、禁酒，但有些结核病病人是地地道道“老烟民”“嗜酒”，对烟、酒已经成瘾，觉得戒起来困难。那么烟、酒会给结核病病人带来什么危害呢?

结核病病人吸烟会加重咳嗽、咯血等症状，咳嗽可引起肺内压增加，使血管容易破裂出现咯血甚至大咯血而危及生命；另外，结核病病人吸烟可影响抗结核药的疗效。吸烟还会影响结核病愈合，使已经静止的病变恶化，从而延长治疗时间、增加用药剂量，既增加病人痛苦，又增加用药剂量。抗结核药大部分经肝脏代谢，并对肝脏有不同程度的损害，若结核病病人饮酒会更加重肝脏负担，使肝脏的解毒和代谢能力降低。酒还能扩张血管，有引起结核病病人咯血的可能。

因此，结核病病人吸烟、饮酒对疾病的治疗及恢复都有非常大的影响，必须戒烟、酒。

35. 什么是耐药结核病?

耐药结核病（drug-resistant tuberculosis，DR-TB）是指结核病病人感染的结核菌体外试验被证实对一种或多种抗结核药耐药。

• 知识拓展 •

耐药结核病分类有哪些?

耐药结核病分为以下几种类型：

（1）单耐药结核病

结核病病人感染的结核菌体外试验被证实对一种一线抗结核药耐药。

（2）多耐药结核病

结核病病人感染的结核菌体外试验被证实对包括异烟肼、利福平在内的一种以上的一线抗结核药耐药。

（3）耐多药结核病

结核病病人感染的结核菌体外试验被证实至少对一线抗结核药中的异烟肼、利福平耐药。

（4）广泛性耐药结核病

结核病病人感染的结核菌体外试验被证实除了至少对两种主要一线抗结核药异烟肼、利福平耐药外，还对任何氟喹诺酮类抗生素（如：氧氟沙星、左氧氟沙星、莫西沙星）产生耐药，以及三种二线抗结核注射药物（如：卷曲霉素、卡那霉素、阿米卡星）中的至少一种耐药。

（5）利福平耐药结核病

结核病病人感染的结核菌体外试验被证实对利福平耐药，包括任何耐利福平的结核病，即利福平单耐药结核病、利福平多耐药结核病、耐多药结核病和广泛性耐药结核病等。

36. 耐药结核病有什么危害？

（1）诊断复杂

耐多药结核病诊断完全依赖实验室，要判断一个结核病病人是否是耐多药结核病，痰涂片后需要继续做痰培养，痰培养结果为阳性后还需要做药敏试验。所花费的总时间为2~3个月。且痰培养和药物敏感试验均需特殊的设备。

（2）治疗周期长

一个普通结核病病人，治疗周期一般为6~9个月。而耐多药结核病病人治疗周期为18~24个月，甚至36个月，是普通结核病病人的2~6倍。作为最重要的二线药物之一，注射剂（如卡那霉素、卷曲霉素等）使用时间至少6个月。

（3）治疗所用药物多，不良反应大

治疗普通结核病病人的一线药物为4~5种，不良反应率不高；而耐多药结核病病人治疗药物至少5种，所用的二线抗结核药的不良反应率较高。

（4）治愈率低

目前普通结核病病人治愈率我国已超过90%。耐多药结核病病人最高的治愈率只有60%。也就是说，现在的条件下将有近一半的耐多药结核病病人无法得到治愈。

（5）药品费用昂贵

一名耐多药结核病病人24个月治疗药品总费用接近2万元，是普通结核病病人的130倍，甚至更高。

（6）威胁还在不断增加

耐药结核病由于治愈率低且同样具有传染性，若被耐药结核病病人所排出的耐药结核菌传染，即会成为耐药结核菌感染者。因此，耐药结核病对广大人民群众身体健康造成的威胁更大。

37. 产生耐药结核病的原因是什么？

造成耐药和耐多药结核病的原因很多，归纳总结如下：

（1）治疗方案不合理

①药物联合的不合理、不恰当。

②用药剂量不足，服药方法不当。

③疗程不足或间断用药。

④对失败和复发的病例处理不当。

（2）结核病不规范治疗

如病人没按要求到结核病专业防治机构接受正规的治疗和管理，常常症状缓解就停药，有症状时再服药，像这样循环往复，最终导致耐药。另外，病人自行用药、滥用抗生素也会造成耐药。

（3）结核病控制措施的薄弱和不足

这是耐药结核病发生的重要因素，麻痹和盲目乐观的思想以及治疗管理不到位造成了大量结核病病人不能被发现，被发现的结核病病人中仍有相当一部分得不到治疗、延迟治疗和不规则治疗。

（4）二线抗结核药的使用不当以及不能很好地实施严格监测和督导是耐药结核病尤其是耐多药结核病和广泛性耐药结核病形成的重要原因。

（5）艾滋病感染以及艾滋病的流行与传播是耐药结核病产生与传播的加速剂。

（6）新的抗结核药开发和研制的严重滞后也是耐药结核病形成的

一个原因，由于耐药结核病不能得到及时治愈，久而久之耐药程度越来越严重，最终也就产生了广泛性耐药结核病。

（7）经济困难或药物不良反应造成间断、不规则用药，药物吸收差（胃肠功能差），药物不能充分进入病灶组织等。

38. 耐药结核病病人的治疗方案有什么不同？

对于耐药结核病病人，不能采用对大多数结核病病人治疗效果较好的6~9个月一线药物组成的标准化疗方案。耐药结核病病人化疗疗程约为20个月或更长，但治疗效果却不理想，治疗成功率仅为54%，病死率达16%，因此，在保证或提高治疗成功率的前提下，制定并优化缩短疗程的化疗方案成为国内外关注和研究的热点。

（1）异烟肼单耐药结核病

对于异烟肼耐药结核病化疗方案，目前尚无随机对照的临床研究资料。WHO《耐药结核病规划管理指南》推荐总疗程不少于9个月的化疗方案。多数研究显示，异烟肼单耐药结核病和敏感结核病病人采用标准抗结核治疗方案疗效相近。因此，异烟肼单耐药结核病采用标准的治疗方案多可取得较满意的临床效果。

（2）异烟肼多耐药结核病

目前对异烟肼多耐药结核病的治疗研究很少。关于异烟肼多耐药结核病的化疗方案，WHO提出了以RFQSE（R为利福平，FQ为氟喹诺酮类抗生素，S为链霉素，E为乙胺丁醇）或RFQSZ（Z为吡嗪酰胺）为主的6~18个月方案。

（3）利福平耐药结核病（RR–TB）

这是最具争议的一种耐药结核病，2013年WHO正式对RR–TB命名并定义。多项研究报道，利福平单耐药结核病（RMR–TB）和利福平多耐药结核病（RPR–TB）的发生率约占利福平耐药结核病（RR–

TB）的5%。目前对RMR-TB化疗方案的研究尚少。WHO《耐药结核病规划管理指南》：对于RMR-TB和RPR-TB的化疗，在耐多药结核病（MDR-TB）方案的基础上加用异烟肼。异烟肼的剂量为正常剂量。若进一步药敏试验结果显示异烟肼耐药，则停用异烟肼。从WHO这一推荐来看，利福平单/多耐药结核病是一种不容忽视的耐药结核病，其危害不亚于MDR-TB，因此，其治疗方案也应包括足够的抗结核药。

（4）耐多药结核病（MDR-TB）

MDR-TB是最引人注目也是研究最多、最活跃的一种耐药结核病。基于少量的临床证据，WHO《耐药结核病规划管理指南》推荐在治疗MDR-TB病人时，方案应包括吡嗪酰胺、一种注射剂、一种喹诺酮类药物、乙硫异烟胺（或丙硫异烟胺）、环丝氨酸或对氨基水杨酸钠，必要时加用第5组药物。关于MDR-TB的化疗疗程，基于质量不高的临床证据，WHO推荐：MDR-TB病人的化疗疗程为20个月，其中强化期8个月，巩固期12个月。但WHO也指出，20个月的疗程适合大多数MDR-TB病人，有些病人还需要根据其对治疗的反应等进行调整。

（5）广泛性耐药结核病（XDR-TB）

WHO指南推荐，首选莫西沙星作为方案的主要用药，并需全疗程使用；选择1种估计较敏感的注射剂，治疗时间12个月；使用可能有效的4组药物和2种第5组药物组成方案，如果对低浓度异烟肼耐药，也可采用大剂量异烟肼［16~20 mg/（kg·d）］；可采用手术治疗等方法；疗程24个月。然而，目前治疗XDR-TB的研究和经验均不多，最佳治疗方案还不清楚。

39. 如何预防耐药结核病的发生?

（1）预防的关键是早期发现病人，并给予规范化治疗，使病人彻底失去传染性。

（2）为减少和预防耐药结核菌的传播，建议耐药结核病病人尤其是耐多药结核病病人早期住院治疗。

（3）病人也应自觉注意隔离，出门最好戴口罩，不到人群集中的公共场所去，不随便对人咳嗽，不随地吐痰等。居民家庭内要保持空气流通和清新，不吸烟、酗酒，适当锻炼，增强体质。

（4）对新生儿应接种卡介苗等。

（5）收治耐药结核病的医院需做好对其他病人及医务人员的防护，最好设立专门的病房加强管理，减少或杜绝耐药菌在医院内的传播。做好房间的通风和清洁卫生工作。

（6）医务人员做好防护，注意戴好帽子、口罩。

40. 结核病有哪些免疫治疗方法?

我国目前常用的免疫制剂主要为细胞因子类、分枝杆菌免疫制剂与胸腺肽等，这些免疫制剂对治疗结核病的疗效均较为理想。在近年来，围绕着结核病病人的免疫治疗以及免疫治疗的指征、时机、疗程、药物选择、疗效评估等多方面深入分析，国内外也正在研究与开发一系列新型、有效的免疫制剂，期待新免疫制剂应用于临床结核病的治疗中时会起到更加显著的治疗效果。

（1）白细胞介素–2

①用途：适合初、复治肺结核伴免疫功能低下者，重症肺结核病人，结核病伴免疫功能低下者，耐药或耐多药结核病病人。

②用法、用量：肺结核强化期，20 万 IU 肌肉注射，每日一次，连续 30 日为 1 周期，休息一月后，重复一周期。

③药物不良反应

a. 变态反应：药物热、皮疹等。

b. 有个别病人出现恶心、呕吐。

c. 注射局部可出现硬结、红肿和疼痛。

d. 如大剂量使用可引起毛细血管渗漏综合征，需立即停药。

（2）分枝杆菌免疫制剂（草分枝杆菌菌苗、母牛分枝杆菌）

母牛分枝杆菌是从牛乳腺中分离，经高温灭活后得到的，具有独特的生物学、免疫学特点。

①用途：各型初、复治结核病，肺外结核，耐药和耐多药结核病，肺结核合并免疫功能低下。

②用法、用量：化疗第二周末开始，每 4 周一次，每次 2.25 μg，首次加倍，深部肌肉注射。

③不良反应

a. 变态反应：药物热、皮疹。

b. 注射局部可出现硬结、红肿和疼痛。

（3）其他生物制剂（胸腺肽 α1）

①用途：用于免疫缺陷病、耐药和耐多药结核病及肺结核合并免疫功能低下者。

②用法、用量：每瓶胸腺肽 α1（1.6 mg）以 1 ml 注射用水溶解后立即皮下注射。每周 2 次，连续 4 周。

③不良反应：胸腺肽 α1 的耐受性良好，部分病人仅有注射部位不适。

• 知识拓展 •

白细胞介素-2的作用机制是什么？

白细胞介素-2是保障机体正常免疫功能的重要生物活性物质，由活化的T淋巴细胞产生。白细胞介素-2主要作用是诱导T淋巴细胞增殖、分化，促使T淋巴细胞受到刺激，能产生自泌作用，促进B淋巴细胞分化成熟，促进抗体产生，调节免疫应答，提高细胞免疫水平。

（向希）

41. 哪些结核病病人需要接受机械通气？

随着结核病病人病情加重，病人的呼吸肌出现疲劳，到后期会引起肺不能进行有效的气体交换，导致肺通气或换气功能障碍，进而出现缺氧伴（或不伴）二氧化碳潴留的呼吸衰竭。因此建立人工气道，进行有效的机械通气是治疗危重结核病病人呼吸衰竭的重要手段。但很多病人对机械通气抱有恐惧心理，那究竟机械通气是什么呢？

机械通气（mechanical ventilation）是指正压呼吸机的高级微处理系统控制呼吸输送、吸气 / 呼气的时间、压力等多种呼吸参数，辅助病人进行气体交换的过程。机械通气常规分为有创和无创两种。需要有创呼吸机辅助通气的一般是重症病人，需要在重症监护室严密监护下进行；而病房里较轻微的病人常见使用的是无创呼吸机，下面我们了解一下无创呼吸机送气的基本原理，如下图所示。

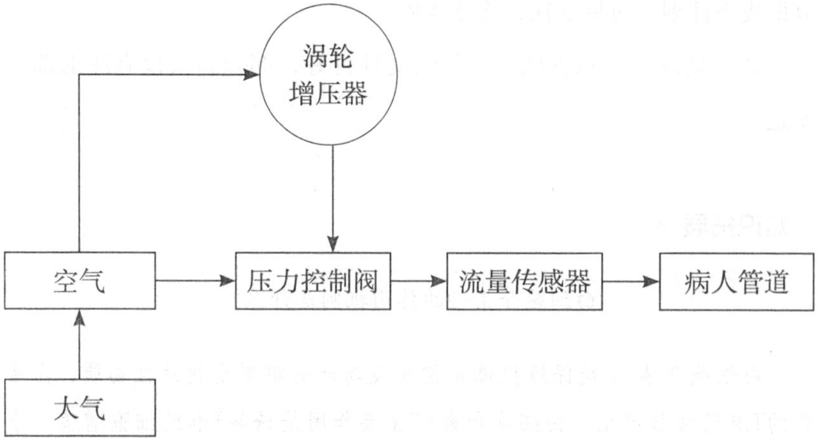

图 4-1　无创呼吸机工作原理

适用无创呼吸机的结核病病人大致分为两类：

（1）合并其他疾病导致的呼吸肌疲劳、呼吸衰竭。

（2）肺结核引起的肺泡通气不足，气体交换障碍，存在呼吸衰竭的病人可能适用于无创呼吸机。

• 知识拓展 •

使用无创呼吸机时需注意什么？

（1）首先需要病人及家属的配合与支持，签署同意书。

（2）根据病人的实际情况设置呼吸机的参数，选择合适的鼻罩或面罩。

（3）缓解病人紧张情绪，指导病人呼吸，让呼吸机能配合病人的呼吸，以提高呼吸机治疗的效果。

（4）尽量用鼻子呼吸，不要用嘴呼吸，以免气体进入胃肠道，使胃肠胀气。

（5）心肺功能较好的病人，可以适量多饮水，促进咳嗽、咳痰。

（6）在使用无创呼吸机时可能会出现一些难以避免的不良反应，如呼吸困难加重、胃胀气、误吸、鼻/面压迫、口舌干燥、面部皮肤损伤、排痰障碍、睡眠性上呼吸道阻塞等。出现不良反应后病人不必紧张、焦虑，配合医务人员处理，积极治疗，争取早日脱机康复。

42.哪些结核病病人适合用支气管镜及其介入技术呢？

支气管镜及其介入技术可用在肺和支气管结核的诊断。对于肺和支气管结核病人的确诊，多有赖于细菌学或组织病理学结果。对于临床怀疑为肺或支气管结核的病人，胸部影像学表现不明确，在多次痰菌涂片和培养结果均为阴性的前提下，具有下列情况者应考虑进行支气管镜检查。

（1）有疑似支气管结核症状的病人，如剧烈的阵发性、刺激性干咳并伴有午后低热、夜间盗汗。

（2）胸部 CT 提示有可疑支气管结核或支气管阻塞征的病人，如下叶肺结核、肺不张、张力性空洞以及局限性阻塞性肺气肿等。

（3）胸部CT提示肺部阴影，既不能确定，又不能排除肺结核的病人。

43. 支气管镜直视下肺结核、支气管结核有哪些典型表现呢？

肺结核在不同的病期支气管镜下表现就不同。一般包括支气管黏膜充血水肿、粗糙，伴有小结节或干酪样斑块、溃疡、表面坏死、瘢痕形成或管腔狭窄等。支气管镜下直视活检，取得标本，并且结合临床及病理学和细胞学的依据予以确诊。

支气管结核又称支气管内膜结核（endobronchial tuberculosis，EBTB），是指发生在气管、气管黏膜和黏膜下层的结核病。活动性肺结核中有 10%~40% 伴有 EBTB。EBTB 在支气管镜下一般分五型：

（1）炎症浸润型 EBTB（图 4-2）

表现为局部性或弥漫性黏膜下浸润、充血、糜烂、表面粗糙，偶见黏膜上小结节或乳头状隆起。

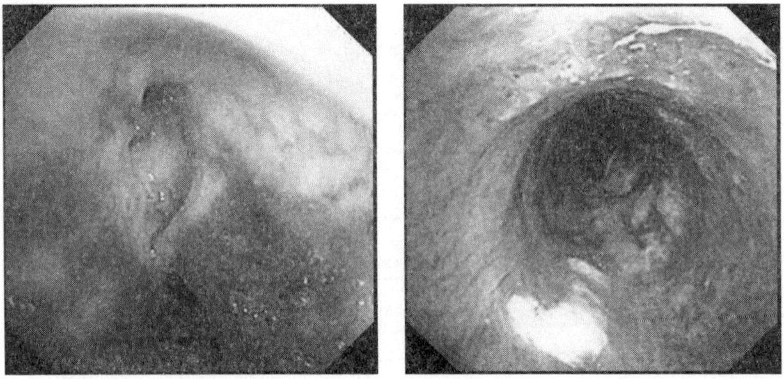

A　　B

图 4-2　炎症浸润伴气管黏膜糜烂

（2）溃疡及干酪性坏死型 EBTB（图 4–3）

多继发于浸润型支气管结核，单发多见，亦可多发。溃疡底部为肉芽组织，常被干酪性坏死组织覆盖。

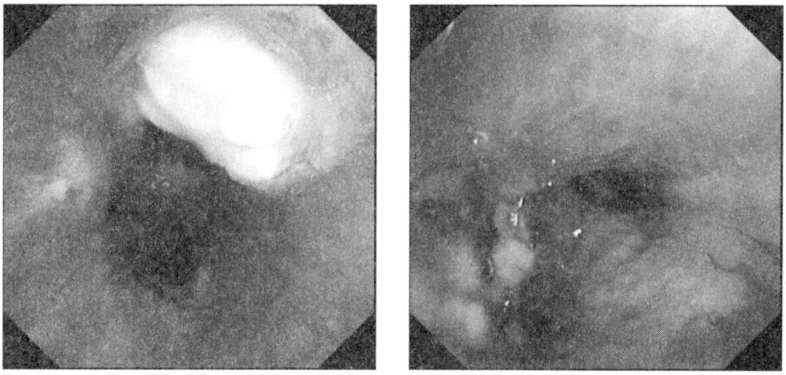

A　　B

图 4–3　结核菌引起的溃疡及干酪性坏死型 EBTB

（3）肉芽增生型 EBTB（图 4–4）

主要发生在溃疡或糜烂黏膜上，表面易出血，肉芽组织阻塞管腔，或肉芽表面呈菜花样向管腔突出。

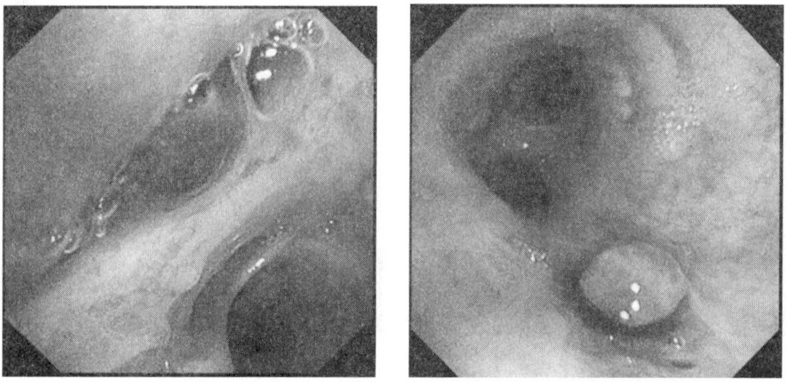

A　　B

图 4–4　结核菌引起的肉芽增生型 EBTB

（4）瘢痕狭窄型 EBTB（图 4–5）

支气管结核愈合阶段，管腔收缩变窄，形成瘢痕收缩环。

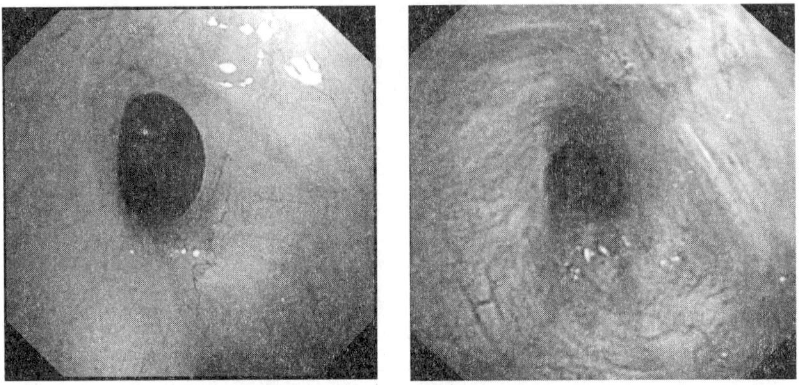

A　　B

图 4–5　结核菌引起的瘢痕狭窄型 EBTB

（5）管壁软化型 EBTB（图 4–6）

多见于支气管结核的临床愈合期，好发于左主支气管及支气管中下段，病理基础为病变部位的气管和支气管软骨的断裂、缺损或缺失。

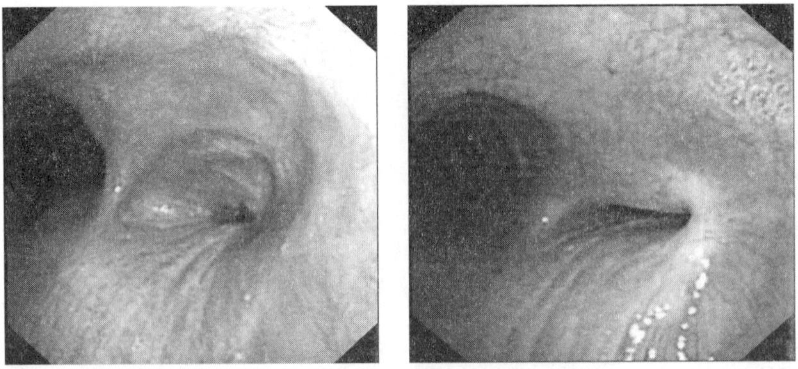

A　　B

图 4–6　结核菌引起的管壁软化型 EBTB

44. 支气管镜检查在肺结核、支气管结核诊断中有什么价值呢？

随着支气管镜检查的发展，支气管镜检查技术越来越成熟，在支气管镜下获取包括组织、刷片、肺泡灌洗液等各种标本，以进行细菌学、组织病理学检查，是确诊结核病的重要手段之一。

肺结核及支气管结核的病人在支气管镜检查直视下，可以准确找到可视范围内发生结核的部位，拍照并且有针对性地活检、刷片及进行肺泡灌洗，取得脱落的细胞进行化验。尤其是对于少数痰菌阴性易误诊为炎症或肿瘤的病人应及时行支气管镜检查，在确定诊断方面具有重要价值。不仅如此，还能让医生更准确地了解病人肺和气管内的情况，为病人的治疗提供依据。

45. 支气管镜对于肺和支气管结核的病人具体的适应证和局部给药治疗方法有哪些呢？

（1）咯血

肺结核引起的咯血是咯血的常见原因之一，部分肺结核病人在不同的发病时期有不同量的咯血。

①对于肺结核引起的微量咯血（一天咯血总血量＜30 ml 或者痰中带血）的病人，支气管镜检查可以观察咯血部位并局部用适量 1∶10 000 的盐酸肾上腺素或者 4℃的冰生理盐水通过支气管镜灌注、冲洗出血部位，收缩出血部位的血管，达到止血的目的。

②大咯血病人在咯血活动期间一般不建议做支气管镜检查。因为支气管镜检查会刺激病人可能诱发更大量的咯血，有导致病人窒息死亡的风险，大量咯血可以在咯血停止一周以后，病人情况稳定后在支气管镜下吸引并清除出血液及血块。

（2）局部给药治疗

经支气管镜在支气管结核和肺结核的部位局部给药，是加强全身抗结核治疗的一种措施，局部经支气管镜在结核菌浸润部位注入适量异烟肼、阿米卡星等抗结核药，能使结核菌感染的部位得到最直接的治疗。

（3）支气管狭窄

支气管结核的病人，病变组织周围常常伴有不同程度的炎症和水肿，引起支气管管腔狭窄或阻塞管腔，我们可以通过支气管镜对病变区域进行局部治疗，清除坏死组织，通畅气道。具体的方法可以通过支气管镜对病变部位进行电切治疗术、球囊扩张治疗术、支架安置治疗术。

46. 什么是电切治疗术？接受该治疗的病人需要注意什么问题呢？

电切治疗术（electrocautery）是将电能转换为热能，通过支气管镜伸出针状电极，对气管管腔结核引起的阻塞、狭窄进行切开、松解的一种手术。具体流程如下：

（1）术前

①接受电切治疗术的病人须进行血常规、凝血常规、心电图及胸部 CT 等常规检查。

②术前禁食 6~8 小时，禁饮 4~6 小时，全身麻醉病人禁饮、禁食 8~12 小时。

③需要充分了解该手术的风险、术中选择的材料及其产生的费用，并签署手术知情同意书。

④术前需要雾化吸入 2% 的利多卡因，充分麻醉气道；在条件允许下可以在全凭静脉麻醉下进行。

（2）术中

病人在术中取平卧位，清醒状态时在术中需要配合医生，全身放松，尽量不咳嗽，均匀呼吸。如果口腔有分泌物，应让其自然流出，不能吞咽，以免刺激气道造成咳嗽或气道痉挛，局部麻醉病人如有不适，立即举手示意医务人员。全程需要吸氧 3~5 L / min，持续心电监护。

（3）术后（图 4–7）

①病人需密切观察有无胸痛、呼吸困难、发热、皮下气肿、大咯血等症状，如有以上症状的病人须立即联系医务人员，门诊病人及时就医。

②术后病人应尽量避免用力咳嗽，痰中带少量血性分泌物是正常的，一般 3~7 天可自行消失。

③全身麻醉病人完全清醒后半小时，局部麻醉病人术后 2 小时待麻醉反应完全消失后可先少量饮水，不呛咳方可进食。饮食上避免辛辣刺激性食物，加强营养，进食高蛋白、高维生素、易吸收消化的食物，保持大便通畅。

④按时复查，一般 3 天后复查。

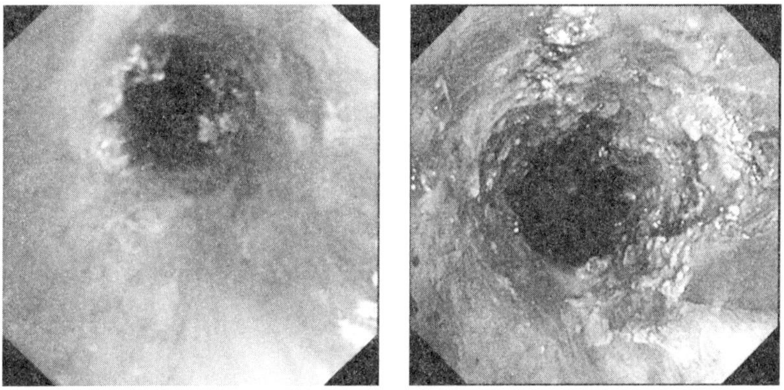

A B

图 4–7 结核病电切治疗术后气道通畅

• 知识拓展 •

什么是全凭静脉麻醉?

全凭静脉麻醉是仅以静脉麻醉药物完成的麻醉，在静脉麻醉诱导后，采用多种短效静脉麻醉药物复合应用，以间断或连续静脉注射法维持麻醉。

47. 什么是球囊扩张治疗术？接受该治疗的病人应该注意什么问题呢？

球囊扩张治疗术（图 4–8）是将球囊放置于结核病引起的气道病变狭窄段，通过高压枪泵加压扩张球囊，使气管支气管狭窄段被动扩张，以解除或缓解气管的管腔狭窄，一般常规用于电切治疗术后，注意事项如下：

（1）术前

①一般第一次接受球囊扩张治疗术的病人需要进行血常规、凝血常规、心电图及胸部 CT 等常规检查。

②术前禁食 6~8 小时，禁饮 4~6 小时，全身麻醉病人禁饮、禁食 8~12 小时。

③需要充分了解该手术的风险、术中选择的材料及其产生的费用，并签署手术知情同意书。

④术前需要雾化吸入 2% 的利多卡因，充分麻醉气道；在条件允许下可以在全凭静脉麻醉下进行。

（2）术中

①病人在术中取平卧位，做深呼吸，全身放松，尽量不咳嗽，全程配合医生，听从医生的指令。

②在医生打开球囊做扩张前，需要病人深吸一口气，屏住呼吸，球囊加压扩张时，球囊会阻塞并撑开气道，病人会有不能呼吸的感觉，但整个扩张动作只会持续 3~5 秒，不会对病人的心率、血氧饱和度、血

压有太大影响。

③如果口腔有分泌物，应让其自然流出，不能吞咽，以免刺激气道造成咳嗽或气道痉挛，局部麻醉病人如有不适，立即举手示意医务人员，医务人员会帮助病人抽吸或者擦拭流出的分泌物。

④全程需要吸氧 3~5 L / min，持续心电监护，医务人员会密切观察病人的心率、血氧饱和度、血压等变化情况。

（3）术后

①病人需在支气管镜室观察至少半小时，并注意有无胸痛、呼吸困难、发热、皮下气肿、大咯血等症状，有以上症状的病人须立即联系医务人员，门诊病人及时就医。

②术后病人应尽量避免用力咳嗽，痰中带少量血性分泌物是正常的，一般 3~7 天可自行消失。

③全身麻醉病人完全清醒后半小时，局部麻醉病人术后 2 小时待麻醉反应完全消失后可先少量饮水，不呛咳方可进食。饮食上避免辛辣刺激性食物，加强营养，进食高蛋白、高维生素、易吸收消化的食物，保持大便通畅。

④按时复查，术后病人需要继续按医嘱进行全身抗结核治疗。

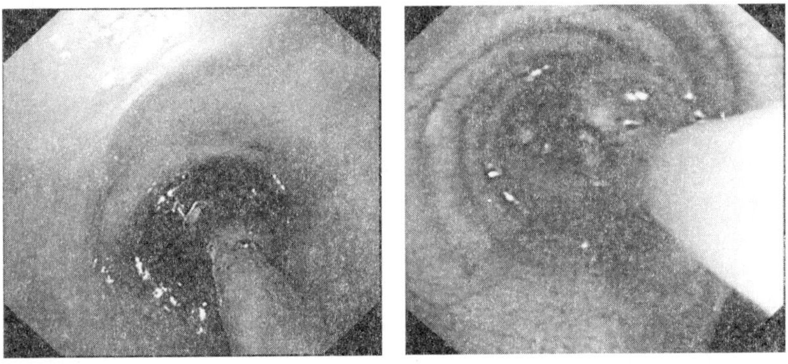

A　　B

图 4-8　球囊扩张治疗术

48. 支架安置治疗术适合什么样的结核病病人？接受该治疗的病人应该注意什么问题呢？

正常主气管一般直径 12~18 mm，左主支气管一般直径 8~14 mm，右主支气管一般直径 10~16 mm，当气管管腔直径小于 8 mm 时，病人就会出现劳力性呼吸困难；当直径小于 5 mm 时，许多病人在安静状态下都会觉得呼吸困难。一般来说，当气道阻塞程度至少超过 50% 时，病人才会出现阻塞相关的症状。

支架安置治疗术适用于气道阻塞、狭窄的病人，也可用于封堵气管及支气管的瘘口。目前对于结核病病人来说，一般都是支气管结核引起的气道狭窄，在全身抗结核治疗足够疗程后，结核病病情稳定，我们可以选择给病人安置气道支架来改善病人呼吸，因为只有在结核病病情稳定的情况下安置支架，才能起到改善通气的作用，减少局部肉芽组织增生，待气管结构稳定后可取出支架。

常用的支架按材质分为金属支架和硅酮支架两种，金属支架又分为覆膜支架和不覆膜支架两种，覆膜支架一般适用于良性气道狭窄的病人的临时支架，可取出。不覆膜支架则是永久性支架，不可取出，在常规的电子支气管镜下完成。硅酮支架是一种特殊材质的支架，适用于良性大气道狭窄导致中度以上呼吸困难、阻塞性肺炎或可能导致肺不张者；气道瘘裂口的封堵等。硅酮支架的形状有柱状、沙漏状、T 形、Y 形等，需在硬质支气管镜镜下完成。结核病引起的气管狭窄多数安置金属支架。该手术注意事项如下：

（1）术前

①病人须进行血常规、凝血常规、心电图及胸部 CT 等常规检查。

②行支气管镜检查，观察结核病病情是否已经稳定。观察狭窄的部位、长度及狭窄程度，选择适合的支架。

③在术前要确定已经进行足够的抗结核疗程，了解选择的支架类型及产生的费用，签署风险知情同意书。

④术前充分麻醉气道，安置支架的病人对气道麻醉的要求会更高一些。病人可在医务人员的指导下以正确的方式雾化吸入 2% 的利多卡因麻醉下进行。或者在全凭静脉麻醉下进行。

⑤局部麻醉病人术前禁食 6~8 小时，禁饮 4~6 小时，全身麻醉病人术前禁饮、禁食 8~12 小时。

（2）术中

①病人在术中取平卧位。

②安置支架的过程中吸氧 3~5 L/min，持续心电监护。

③医务人员会密切观察病人的心率、血压及血氧饱和度的变化情况，在清醒状态在术中需要配合医生，全身放松，尽量不咳嗽，均匀呼吸。如果口腔有分泌物，应让其自然流出，不能吞咽，以免刺激气道造成咳嗽或气道痉挛，局部麻醉病人如有不适，立即举手示意医务人员。

④全程需要吸氧 3~5 L/min，持续心电监护。

（3）术后（图 4–9）

①全身麻醉病人完全清醒后半小时，局部麻醉病人术后 2 小时待麻醉反应完全消失后可先少量饮水，不呛咳方可进食。

②尽量避免咳嗽，以免支架移位，必要时可遵医嘱服用止咳药物。

③支架安置成功以后需要一个适应过程，可能还会有一些胸闷、胸痛的症状，一般 1~2 周可自行缓解。

④饮食上避免辛辣刺激性食物，加强营养，心情放松，多休息，避免劳累，保持大便通畅。

⑤继续遵医嘱进行全身抗结核治疗，3~7 天复查，查看支架安置情况及气道状况。

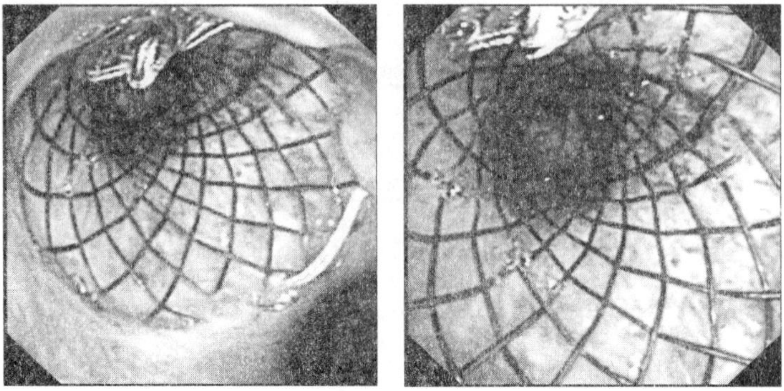

A B

图 4-9 结核金属气管支架置入术后

49. 什么是支气管动脉栓塞术？行该检查的结核病病人需要注意什么呢？

支气管动脉栓塞术是通过导管将栓塞材料有选择地注入某一支气管动脉，以此堵塞血管，控制大出血。支气管动脉栓塞术适用于：肺癌（没有肺外转移）、肺结核、支气管扩张、原发性肺癌、肺脓肿、霉菌感染等引起的急性大咯血危及生命或者慢性反复咯血经内科治疗无效、咯血经手术治疗复发的病人。

（1）术前

①术前病人需要准备好血常规、凝血常规，肝肾功能、血型、X 线或 CT 检查结果，做碘过敏实验。

②禁食 6~8 小时，禁饮 4~6 小时。

③清洁皮肤并剃除需穿刺部位及周围的毛发，做好备皮工作。充分了解手术的过程、目的、风险及并发症。

④签署知情同意书。

⑤根据体重准备 2~3 个沙袋，建立静脉通道，病人放松心情，积极配合医务人员的工作。

⑥训练床上大小便，为手术后的恢复做好充分的准备。

（2）术中

病人取平卧位，头偏向一侧，保持平稳呼吸，持续吸氧 3~5 L/min，心电监护。积极配合医务人员，如有胸闷、胸痛、下肢麻木等不适立即告知医务人员。

（3）术后

①病人回病房休息，需要安置床旁心电监护，观察生命体征等情况。

②告知家属保持病房安静，减少不必要的探视。

③病人需要卧床 24 小时，穿刺部位的下肢须伸直制动 24 小时，用事先准备好的沙袋压迫穿刺点 6~8 小时，凝血功能异常的病人可适当延长压迫时间。

④保持穿刺点敷料的清洁、干燥。如有渗血、渗液，立即告知医务人员进行更换。

⑤术后 24 小时内在床上用坐便器解大、小便，保持心情放松，尽量自己排尿、排便。

⑥饮食上少食多餐，进食高蛋白、高维生素、易消化吸收、少刺激的食物。多饮水，每日保证 2 000 ml 以上的饮水量。保持大便通畅，避免用力咳嗽、打喷嚏，以免再次大咯血。

⑦术后会出现痰中有少量暗红色的血丝或血凝块，部分病人会有心悸、胸闷、胸痛的症状，一般 3~7 天可自行缓解。

⑧术后病人需要遵医嘱继续全身抗结核治疗，如果出现剧烈胸痛、上肢麻木、下肢无力、大小便失禁、大咯血等症状应立即通知医务人员，必要时进行外科手术。

• 知识拓展 •

支气管动脉栓塞术常用栓塞材料有哪些?

目前常用的栓塞材料有吸收性明胶海绵、微囊、同种非自体冻干硬脑膜、不锈钢圈等，最常用的为吸收性明胶海绵，可以根据血管的情况将吸收性明胶海绵剪成1~2 mm大小的颗粒，同造影剂混均匀后，用注射器经导管注入栓塞部位。如果血管扩张明显，可将吸收性明胶海绵同不锈钢圈混合应用，以强化栓塞效果。

（孙琳）

第五章

护理与康复

1. 入院检查为什么要抽那么多血？对病人有没有影响？

经常会听到很多住院病人抱怨："每次住院要抽好多血，会不会把人抽虚了？或者抽贫血了？""抽血后我要吃好多东西才能补得起来哦！"那具体情况是不是像病人担心的那样呢？

首先，住院抽血量比较多是临床诊断和病情评估的需要，医生会以病情诊断及治疗为依据，尽可能选择必要的检查以减少抽血量、减轻病人经济负担。因此，抽血多少由病情需要而定。

常规化验每个抽血试剂管一般要求 2~5 ml 血，就算一次抽 10 管血，最多也就 50 ml。一个健康的成年人，全身血量占体重的 7%~8%，例如，体重 50 kg 的人，血量为 3 500~4 000 ml。一次失血量如果不超过血液总量的 10%，通过机体的调节，血压仍可维持正常，不会出现明显的心血管功能障碍和临床症状，对健康没有明显的影响，而且失去的血量也能较快得到恢复，因为失血后首先是贮血器官（肺、脾、肝等）的血管收缩，放出一部分血液补充循环血量，同时一部分组织液通过毛细血管壁进入血管，可使血量在 1~2 小时复原；由于肝脏加速合成，损失的血浆蛋白可在 1~2 天完全恢复；损失的红细胞由骨髓造血组织加速生成来补充，红细胞数量可在 1 个月左右复原。

因此，正常成年人一次献血 200~400 ml，都不会影响健康，就更不用说几十毫升的抽血化验了。

• 知识拓展 •

人体血液的组成有哪些？

人体内的血液由血浆和血细胞组成，血细胞是血液重要的组成部分，包括红细胞、白细胞和血小板三类细胞。红细胞的平均寿命为100~120天，白细胞的平均奉命为7~14天，血小板的寿命更短，生存期限一般为8~11天，淋巴细胞的生存期长短不等，从几个小时直到几年。一般情况下，每人每天都有1%的血细胞衰老死亡，同时，也有相应数量的细胞新生，血细胞的生成与破坏这两个过程保持着动态平衡。因此，正常人血液中血细胞的数量保持相对稳定。

2. 患了结核病，个人应如何进行自我心理调适？

心理状态与结核病的发生、发展密切相关。结核病发生明显病理改变后，病人会产生多疑、恐惧、焦虑、抑郁、悲观、消极等负面情绪，使病情加重，如此形成恶性循环。因此，病人需要主动调整自己的心理状态，以利于疾病康复。下面推荐几种有效的方法：

（1）运动

病情允许情况下，选择一些适合自己的有氧运动，如瑜伽、慢跑、健身操、太极、游泳、爬山等等。

（2）回归大自然

亲近大自然，不仅可以开阔眼界，陶冶情操，也有利于心境舒缓、心情豁然开朗。

（3）听音乐

音乐可陶冶性情、调整心境。如听轻松愉快的音乐会使人心旷神怡、心身放松而忘记烦恼。

（4）倾诉

主动将生活中遇到的不幸、烦恼和不顺心的事，向你亲近、信赖的人倾诉，有利于压力的释放，以及不良情绪的宣泄。切勿把心事深埋心底，压抑自己，哪怕自言自语，对身边的动物讲也行。

（5）娱乐

主动培养、发展自己的兴趣爱好，如下棋、打牌、绘画、钓鱼、唱歌、跳舞等。从事自己喜欢的活动时，不平衡的心理会逐渐得到平衡。

（6）读书

读自己感兴趣的书，可以使人轻松愉快，忘却尘世间烦恼，心灵得以启迪，并能从中获得知识，开阔视野。

3. 抗结核药为什么要顿服？能把一顿的药分 3 次吃吗？

我们都知道，除了长效、缓释药物制剂以外，各种药物一日剂量一般分 2~3 次口服，以维持有效的血药浓度，从而保证疗效。但根据结核菌生长繁殖特点和临床实验研究，大剂量一次顿服疗法的高峰血药浓度要比每天分 2 次或 3 次服用所产生的高峰血药浓度高 3 倍，又能使高血药浓度维持时间相对延长，从而对病菌进行一次“强化冲击”。短时间内达到有效血药浓度比长时间维持低血药浓度的疗效要好。

抗结核药服用的方法是否正确，会直接影响到药物的疗效，即便是同一剂型的药物，由于服药方式和发药时间的不同，所获得血药浓度和达到血药浓度的峰值时间也有所不同。因此，目前结核病病人口服抗结核药都采用早晨一次顿服全天药物，但不是将所有药物同时服下，如利福类药物安排在早饭前 1 小时服用，其余药物均在早饭后一起服用。服用利福类药物若有恶心、呕吐等不适，可改在睡前。一顿的药能否分 3 次吃取决于医生医嘱以及病人能否耐受。

• 知识拓展 •

什么是顿服？

顿服是指将一天的用药量一次服下，大剂量顿服能使血药浓度迅速达到有效浓度，又能使高浓度维持时间相对延长，同时发挥药物协同作用。

4. 怎样才能记住按时服药？

抗结核药种类多、服药时间不一致，服药周期较长，有些病人还合并其他疾病也需要服药，尤其是老年病人更容易忘记服药或错误服药，那有没有好的办法可以帮助病人按时服药呢？美国《健康杂志》网站撰文介绍了七种疗法，大家不妨试试：

（1）使用分药盒

分药盒逐渐成为慢性病病人的必备品。分药盒里面有很多小格子，每个格子可放一次服药的剂量。平时把它带在身边，就不会因外出而耽误了吃药时间。

（2）制作用药台历

如果不经常出门，可以制作一个用药台历，把药名、服药时间和次数，都写在上面。每吃完一次药，就在相应项目后面打钩。用药台历最好放在每天都要路过的醒目位置，比如客厅的沙发旁、电话机旁、床头柜上、卫生间的盥洗台等，能时时提醒。如果经常外出，还可以把用药台历制成一张随身携带的卡片。

（3）手机备忘录提醒法

提前把服药的时间、剂量等输入手机。提醒铃声最好是洪亮的音乐加震动，这样即便手机放在兜里，也能感觉到。如果是老年病人，儿女不常在身边，儿女也可以教父母使用手机的备忘录功能。

（4）把药拆散，单剂量包装

把药按照服用时间和服用剂量分好，每一次服用的药物要单独放置。如果在家，就把这些袋子放在显眼处，以便检查是否按时服药。如果要外出，就把这些小包装都带上，和经常用到或最关注的东西放在一起，避免遗忘。

（5）闹钟药盒

目前市面上有种药盒，上面有液晶屏显示时间，把要吃的药物放进去，设定好吃药的时间，到时候它就会提醒你。

（6）多贴便签提示

准备一些便签，上面写上提醒吃药的时间和剂量，贴在显眼的地方，如：冰箱上、药箱上或茶几上，用无处不在的信息提醒家人或自己吃药。

（7）把药放在水杯旁

人总要不断喝水，把药放在水杯旁，每次喝水时，药瓶就会提醒你别忘了吃药。

5. 结核病病人饮食上需要如何调理？

结核病是由结核菌引起的慢性消耗性传染病，多数病人在患病期间会存在不同程度的营养失衡，在使用抗结核药物治疗的同时须增强机体抵抗力，营养的补充必不可少，同时病灶的愈合也需要大量蛋白质、维生素、矿物质等。

因此病人在饮食与热能供应上都要高于正常人，在饮食方面应坚持“四高”：高蛋白、高热量、高维生素和钙、高膳食纤维和水，并同时补充足够的矿物质，来增强抵抗力，补偿疾病所致的高消耗。

（1）高蛋白质

蛋白质提供合成体内必需的酶、激素、抗体的原料，直接提高人体的免疫力，有利于病灶的修复。因此，每天要补充充足的优质蛋白，如瘦肉、禽类、乳类、蛋类等。一个体重 50~60 kg 的病人，每日进食鸡蛋 2~3 个，瘦肉 100 g 左右，牛奶 200~400 ml，每周进食适量鱼、虾 1~2 次即可。

（2）高热量

因为结核病病人经常有低热或高热，热能消耗比正常人高，每日每公斤体重应供给热能 40~50 kcal*。饮食要多样化，粗细粮要合理搭配。要求主食每日 400~500 g，油类每日 25~30 g。

（3）高维生素和钙

不同种类维生素，对机体正常代谢有着不同的作用。如维生素 C 可降低毛细血管通透性，促成纤维细胞生成，有利于病灶及受损血管的修复。维生素 D 可促进钙、磷代谢，使肺内病灶易局限。维生素 K 可以止血。病人每天进食 500 g 左右新鲜蔬菜，如青菜、油菜、芹菜、西红柿、胡萝卜等，其中应有 250 g 以上是绿色蔬菜。可再适当吃些水果，如苹果、梨、杏、柑橘、草莓、桃等。进食量应根据个人情况而定。结核病灶的钙化，需要大量的钙，因此，除了每天喝些牛奶及吃些

---

* 1 kcal ≈ 4.186 kJ。

蔬菜补充钙外，还应适量吃些海产品、豆制品等。

（4）高膳食纤维和水

足够的膳食纤维和水是维持酸碱平衡，保持大便通畅，防止毒素吸收的必要措施。病人应多进食新鲜蔬菜如芹菜、水果以及粗粮。

6. 服用抗结核药期间，有什么饮食禁忌和注意事项？

结核病病人口服药物种类繁多，有些药物与食物之间会产生不良反应，如果不注意饮食，会影响药效的发挥，甚至引起严重不良反应。病人服药期间的饮食应注意：

（1）避免进食辛辣、刺激、油炸、生冷饮食。

（2）避免饮用浓茶、咖啡；避免药物与牛奶同时服用，以免影响药物的吸收，牛奶应在服药 2 小时后再饮用。

（3）中医认为肺结核属肺阴虚而虚热阴伤，治疗上应滋阴降火。如茴香、桂皮、八角、胡椒、葱、姜、辣椒、狗肉、羊肉、烟熏和干烧食品等可助虚热炽盛，病人应不吃或少吃。

（4）不宜过多进食海产品、动物肝脏、扁豆、茄子、菠菜、香蕉、菠萝、啤酒、葡萄酒等，这些食物含有丰富的酪胺（组织胺），异烟肼是单胺氧化酶的抑制剂，可造成酪胺在体内蓄积，引起潮红、头晕、头痛、腹痛、腹泻、恶心、呕吐、皮肤瘙痒、全身红斑、烦躁、血压升高等不适。乳糖能阻碍人体对异烟肼的吸收，使之不能发挥药效，故不宜食用含乳糖及其他糖的食品。

（5）限制脂肪的摄入：对肝功能和消化功能差的病人要适当限制摄入脂肪量，以减少胃肠及肝脏的负担。

（6）戒烟、戒酒：吸烟伤肺，饮酒伤肝。烟酒会恶化病情，影响血药浓度，导致药物不敏感，增加药物不良反应；饮酒加重肝脏负担，扩张血管，增加病人咯血风险。

7. 为什么肺结核病人不能随地吐痰？

肺结核是一种慢性传染性疾病，主要传染源是排菌的肺结核病人，主要传染方式是呼吸道传播，结核菌是其病原菌，这种细菌一般存在于肺和支气管的结核病灶内，或在呼吸道分泌物中。肺结核病人如果随地吐痰，痰液中的结核菌被尘埃包裹形成干燥的颗粒，正常人吸入含有结核菌的尘埃后，一旦抵抗力下降，可导致肺部结核菌感染。另外，结核菌在干燥的尘埃中存活的时间长达 8 个月，所以随地吐痰危害也就更大。

8. 吸烟、饮酒者更容易感染结核病吗？

（1）吸烟可增加感染结核菌的风险

烟草中的尼古丁可导致免疫细胞发生基因突变和细胞凋亡，从而抑制细胞免疫功能，使人体对结核菌的易感性增强。有研究提示，每日吸烟量越大，出现结核菌皮试反应阳性的风险越高，每天吸烟 1~5 支、6~10 支和＞ 10 支者出现结核菌素皮试反应阳性的风险分别为不吸烟者的 2.6 倍、2.8 倍和 3.2 倍。

（2）吸烟可以增加患肺结核的风险

多项研究发现，不论是主动吸烟还是被动吸烟都会增加患结核病的风险。烟雾中含有尼古丁等多种有害物质，对肺、气管和支气管均有刺激性和毒性。WHO 报告指出，吸烟是结核病发病的独立危险因素，吸烟可使患结核病的风险增加 2.5 倍以上，全球范围内 20% 以上的结核病可能归因于吸烟。烟草烟雾不仅能降低支气管清除吸入颗粒的能力，还可通过减少体内一氧化碳的合成和释放从导致机体细胞免疫功能下降。

（3）尽管有研究认为慢性酗酒者比不酗酒者更容易发生肺结核，

但关于饮酒与肺结核发病关系尚无定论。有学者研究未发现单纯饮酒与肺结核的关系，这可能与研究对象饮酒量不大、未形成长期慢性酗酒有关，所以尚不足对全身免疫功能产生影响，使潜在感染或新近感染的机体发病。

9. 为什么肺结核病人一定要戒烟？

肺结核是一种呼吸系统疾病，病变常累及肺泡实质及间质。国内外研究证明，吸烟与呼吸系统疾病的发生有着密切的关系。患了结核病若仍然继续吸烟，在一定程度上会影响药效，加重病情，导致疾病迁延不愈、预后不良。

（1）吸烟可导致临床症状加重

吸烟病人本身可能有一定的咳嗽、咳痰表现，感染结核菌发病后容易掩盖病情、延误治疗。研究证实烟雾中的尼古丁等成分会加重呼吸系统感染，使原本存在的咳嗽、咳痰、咯血等症状进一步加重；咳嗽引起的肺内压增加，使血管容易发生破裂出现大咯血而危及生命。

（2）吸烟可影响抗结核药的疗效

吸烟能增强肝脏酶活性，加速药物在肝内的代谢，影响血药浓度，降低人体对药物的吸收和利用。

（3）吸烟可以对肺结核预后产生不利影响

吸烟会使结核病变愈合变慢。一方面吸烟的肺结核病人的血清白蛋白含量较低，使机体没有足够蛋白质供应治疗过程中的病灶修复所需，造成痰菌阴转缓慢。另一方面，由于吸烟造成肺部损伤及抑制肺巨噬细胞的吞噬和杀菌功能，使机体细胞免疫功能下降，抗结核药在体内的效能下降。另外，吸烟会使已经静止的病变恶化，从而延长治疗时间、增加用药剂量，不仅增加了病人痛苦，而且还增加了治疗费用。

（4）吸烟可以增加肺结核的死亡风险

多项大型研究均证实，吸烟可增加因结核病死亡的风险。研究显示，有吸烟史者因结核病死亡的风险为不吸烟者的 4.5 倍。根据目前的吸烟趋势和结核病流行趋势，有学者预测从 2010 年到 2050 年，吸烟将导致全球新增结核病病例 1 800 万，同时将导致 4 000 万人死于结核病。

戒烟可使呼吸道症状减轻，肺功能改善，提高治疗效果及临床治愈率，使预后良好。因此，肺结核病人应当戒烟。

10. 肺结核病人为什么要戒酒?

（1）抗结核药大部分是经肝脏代谢，并且对肝脏有不同程度的损害，肝功能不好则会影响药物在肝脏内的代谢，从而导致积蓄中毒。饮酒会加重肝脏的负担，使肝脏的解毒能力和代谢功能降低，容易出现肝功能损害和药物的毒副作用。

（2）长期饮酒也会导致机体营养不良和免疫力低下。

（3）酒精还能扩张血管，有引起肺结核病人咯血的可能。

（4）如果饮酒过量，发生酒精中毒，会使支配咽喉部的喉神经和迷走神经功能发生障碍，出现吞咽困难，误将口腔内的分泌物吸入呼吸道，引起肺部感染。

因此，肺结核病人应戒酒，尤其是在化疗期间的病人应当绝对禁酒。

（余梅）

11. 结核病病人能参加体育锻炼吗?

结核病在中国传统医学中被称为痨病，痨字通常含有虚损与虚劳之意，痨病是典型的慢性消耗性疾病，早期常有全身不适、疲倦、消瘦和乏力等症状。

很多人都觉得患病就应该卧床养病，其实不是这样的，据国内外的呼吸疾病专家和运动医学专家认定，许多类型的结核病病人还是要进行适当的体育锻炼的。

“生命在于运动”，科学合理的体育锻炼具有心理和生理的积极作用已被广泛认同。一方面，合理地参与体育锻炼对受疾病困扰的病人常可发挥积极的心理影响，有助于克服焦虑、紧张、孤独、悲观等负性情绪，树立战胜疾病的信心；另一方面，适当的体育锻炼又能明显改善体质，增强抵抗力，有助于提高睡眠质量，对结核病病人的康复有积极意义。

因此，适量的体育锻炼是增进结核病病人体质、促进病情恢复的一种很好的方法，但能否进行体育锻炼和采取什么样的锻炼方式，要视每个病人的病情和身体状况而定。

（1）体育锻炼对结核病病人的影响

从现代结核病发病学来讲，体能不足和体能透支的人群往往是结核病的易感人群，是结核病发病和疫情播散的重要因素，适当的体育锻炼不但可以增强抵抗力，预防结核病发生，还可以使机体的各个系统代谢加快，增进食欲，增加营养物质的摄取，补充体内蛋白质的消耗，有利于结核病的康复。体育锻炼在结核病治疗中的作用，有明确科学记载的可见于19世纪初“疗养院模式”阶段。当时缺乏抗结核治疗的特效药品，德国率先建立了以“休息、新鲜空气、营养、体能锻炼”为主要措施的结核病治疗“疗养院模式”，这一模式在当时病人康复、疫情控制方面获得了较好效果，得到了认可和应用，并在全世界迅速推广。就目前结核病治疗情况而言，单纯的药物治疗对于体能状况的改善往往是有限的，长期而规律的营养支持和体育锻炼对于疾病治疗、预后和生活质量的提高有着非常重要的意义。

（2）结核病病人进行体育锻炼的指导原则

结核病病人在选择体育锻炼的形式、运动量时应结合病人性别、年龄、病情而定。在病情许可的情况下，运动不能操之过急，要按照运动时间由短到长、运动强度逐渐递增、锻炼方式由简到繁，坚持循序渐进的原则。

具体指导原则如下：

①适宜的运动：青年结核病病人一般选择慢跑、广播体操等锻炼方式，中老年则以散步、太极拳为宜。在球类运动中，只有羽毛球比较适合于结核病病人，若是青年人，也可进行篮球、排球运动，但只能做基本动作如传球，不过要注意室内空气新鲜。

②不适宜的运动：足球运动则是禁忌之列。另外，还不宜进行耐力性运动如长距离的步行、骑车、游泳等。在病情尚不稳定时期，不要做深呼吸运动，以免引起咳嗽和胸痛。对于那些造成用力憋气的运动如举重、单杠运动、双杠运动等也都不应参加。

③运动强度：如果运动后只有极轻微的疲劳感，只需经过短时间的休息即可消除，说明其运动量是合适的。若出现心跳加快（每分钟超过 110 次）、头痛、心慌、咳嗽、体温升高、大量出汗、食欲下降，以及经过数小时的睡眠仍不能消除虚弱感和不适感的话，那么就表明运动量过大，应适当进行调整或休息几天。

④不宜行体育锻炼的情况：处于进行期或急性期的各型肺结核病人，以及有咯血、气胸、高热症状，或合并有活动性淋巴结结核、肠结核、肾结核、腹膜结核的病人都不宜进行体育锻炼。

⑤在运动中应加强自我管理：运动过程中突然出现痰中带血或者大量咯血、胸闷或剧烈胸痛、心慌或呼吸困难，应立即停止运动并及时就医，避免病情恶化。

12. 肺结核经治疗后体检能过关吗？

非耐药性肺结核正规治疗后是可以痊愈的。痊愈的病人在体检时可能会发现肺部有钙化灶，此时大可不必担心，病人可到医院请医生开具治愈证明。如果体检有人质疑有肺结核时，可出示痊愈证明给有关人员，证明已经是过去的疾病，并且已经治好了，这样上学、上班或出国就没有问题了。健康体检是疾病筛查的重要手段，健康人群一年至少应该做一次胸片或CT检查。如果你身边有肺结核病人，或者本身就是肺结核高风险人群，最好半年进行一次胸片或CT检查以排除肺结核。

• 知识拓展 •

什么是肺结核钙化灶？

正常肺组织主要是由肺泡、淋巴微血管和各级支气管组成的。肺结核是由结核菌感染引起的一种慢性传染性肺部疾病，部分病人可以自行痊愈，或经抗结核治疗痊愈后，可在肺部遗留下纤维硬结灶或钙化灶。肺结核钙化灶是胸片或CT片上可见的一种表现，是肺部留下的陈旧性病变，是结核病灶失水而干燥，碳酸钙和磷酸钙沉着形成钙化，是肺结核愈合的方式之一，一旦形成是不会再消失的，但也无需再治疗。

13. 得了肺结核，会影响上学、工作及出国留学吗？

肺结核是消耗性疾病，免疫力低下的人容易患病，患了肺结核应该注意休息，增加营养，精神上得到放松，才有助于疾病的恢复。而且肺结核治疗用药很多，所以应该在家里安静休养，尤其是前两个月强化治疗期间，不宜上学、工作及出国留学。根据相关规定，患有活动性肺结核是不能出国的，学校里老师或同学患肺结核，即使痰涂片结果阴性，也需要治疗 4 个月后到定点医院开具病情证明方能办理复学、复工。

14. 肺结核治愈后是否需要终生复查?

随着抗结核化疗药品、治疗方案改进和治疗研究进展，目前肺结核治疗的效果比较好，一般经规范治疗后即可痊愈。但如果病人治疗不正规，成为耐药结核病病人，其复发情况就不能保证。肺结核停药后还是要定期到医院复查，以防复发。建议在肺结核治愈的头 3 年，每年应到医院做胸部 CT 检查，对于已治愈 3 年的肺结核病人没有必要终身定期复查。若经常感冒、咳嗽频繁，或出现胸痛、咯血、发热等可疑肺结核的症状时，应及时主动复查。

15. 肺结核病人及其家属需要佩戴口罩吗?

肺结核是经空气和飞沫传播的慢性呼吸道传染病，痰涂片阳性肺结核病人是主要的传染源，病人咳嗽、打喷嚏、大声说话和唱歌时排出的直径1~5 μm的结核菌飞沫核可被正常人直接吸入到肺泡，被巨噬细胞吞噬，引起感染。因此，肺结核病人及其家属佩戴口罩是非常有必要的。

肺结核病人正确佩戴口罩能够有效防止其经呼吸道向外播散结核菌，降低结核菌的密度，保护周围的健康人群。家属正确佩戴口罩，可以防止吸入结核菌飞沫核，减少感染结核菌的风险。

16. 如何正确选择口罩?

目前，市场上的口罩种类繁多，普通一次性口罩或纱布、棉布口罩（图 5-1）不符合国家标准或行业标准要求，用料仅为普通无纺布或若干层纱布，无颗粒过滤或细菌过滤的滤料层过滤结构，对粉尘颗粒或气溶胶阻挡作用差。标准的外科口罩由内向外分三层：吸湿层、过滤层和阻水层，对细菌过滤效率达到95%，对非油性颗粒的过滤效率达到30%，经济实惠，能够阻隔病人血液、体液、分泌物等的喷溅，故可以阻挡大部分细菌和一部分病毒，能防止呼吸道传染病病人向外界传播病原体，又能在一定程度上防止佩戴者被感染。《医院隔离技术规范》中明确规定：肺结核病人在病情允许时，应佩戴外科口罩。

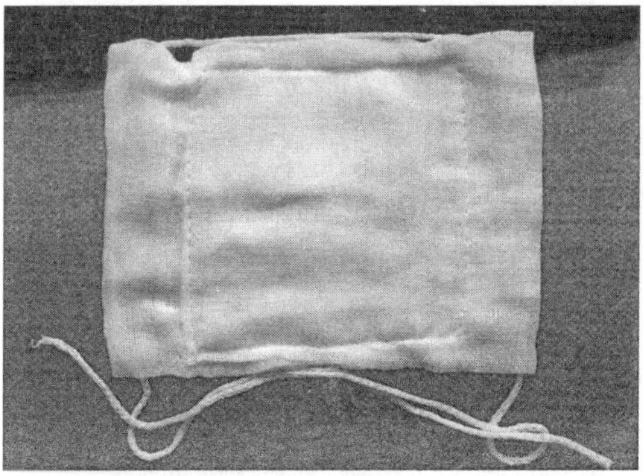

图 5-1 纱布口罩

（1）戴口罩不讲究方法，等于白戴，在戴口罩能预防的多种疾病中，肺结核是很有代表性的。具有传染性的肺结核病人，在咳嗽、咳痰、打喷嚏或大声说话时，可能会排出含有结核菌的飞沫核，健康人吸入后就有可能被传染。并且可以毫不夸张地说，肺结核就在我们身边。在中国约 20% 的人都存在结核菌感染，而老年人、糖尿病病人等因免疫功能低下更容易成为肺结核的受害者，因此，掌握正确的口罩使用方法是十分重要的，即使通过戴口罩不能 100% 地预防肺结核等疾病，也能减少患病的可能。

（2）正确戴口罩的五个步骤（图 5–2）

①将口罩拉平展开，对准面部方向，口罩上沿距离眼睛 1 cm 为最佳位置。

②左手将口罩轻轻按压在鼻梁处，用右手将口罩带子挂向耳朵后方根部，注意要挂在耳根处，否则很容易脱落。

③右手轻轻按住口罩，左手将另外一根挂绳挂到耳朵后方。

④调整口罩位置，正确覆盖范围是下巴至眼睛下方 1 cm。

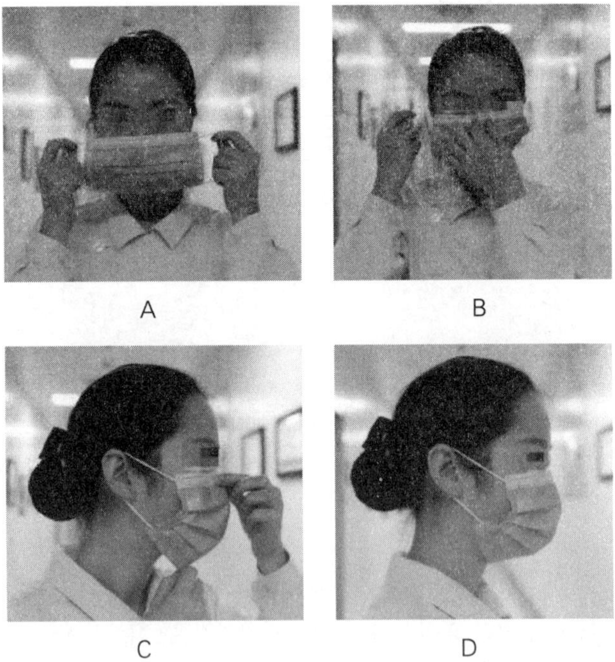

图 5–2　戴一次性外科口罩的步骤

（3）戴口罩的注意事项

①佩戴前先洗手。

②分清口罩的内外、上下：一般外科口罩，外侧多为浅蓝色或深色，内侧多为白色或浅色，鼻夹在口罩上方。

③摘口罩前，要保持双手洁净，尽量不要触碰口罩内侧，以免手上的细菌污染口罩。

④口罩每隔 4 小时更换 1 次。

• 知识拓展 •

口罩的由来

口罩的历史可以追溯到公元前，那时的口罩还仅是一种装饰，让别人认不出、防口臭……到了1895年，德国病理学家莱德奇认为人们讲话时带菌唾液会导致伤口恶化，于是建议医生手术时戴上一种用纱布制作、能掩住口鼻的罩具，就这样，口罩渐渐地从装饰品成为了防病利器。

17. 哪些方法能消灭结核菌?

结核菌为专性需氧菌，最适生长温度为 37 ℃，最适酸碱度为 6.5~6.8，在干燥的痰中可存活 6~8 个月，对乙醇、湿热及紫外线敏感。根据结核菌的特点，可采用下列方法将其消灭：

（1）煮沸消毒

煮沸是经济、简便、有效的灭菌方法，含有结核菌的物品需持续煮沸 10 分钟以上才能杀死全部的结核菌。对痰或痰杯可加 2% 苏打液煮沸 30 分钟。牛奶的消毒则采用 65℃温度 35 分钟或 90℃以上温度瞬时消毒法。

（2）高压蒸汽灭菌

这是普遍应用的灭菌效果最好的消毒方法，目前仅应用于医院。

（3）焚烧法消毒

对吐在纸中的痰液和一些不贵重的金属物品等可采用焚烧法

消毒。

（4）紫外线消毒

结核菌对紫外线是相当敏感的，可借助日光内的紫外线和紫外线灭菌灯。经阳光直接照射 10 分钟可把薄层痰里的结核菌杀死。紫外线照射杀菌距离为 1 m，范围为 1 m^2，约 20 分钟即可把结核菌杀死。病人的衣物、被褥、书刊等在阳光下曝晒 6 小时左右才能达到消毒效果。

（5）微波消毒

微波可以穿透玻璃、塑料薄膜、纸张，但微波炉的消毒效果与微波炉的功率大小有关。一般家用微波炉功率在 700 W 以上，4~7 分钟就可以达到消毒效果。注意：

①微波不穿透金属，所以消毒物品不要放在金属器皿内。

②微波在水分子中最容易被吸收，所以在消毒时最好炉内放一杯水，这样消毒效果更好。

（6）化学消毒

① 70%~75% 的酒精：结核菌直接接触 5 分钟可以被杀死，可用于手的消毒。

② 苯酚：5% 的苯酚与等量痰液混合，24 小时能杀灭结核菌。

③ 甲醛液：对痰液中的结核菌需 24 小时才能杀死。

④ 来苏尔消毒液：5%~10% 的来苏尔消毒液用于带结核菌的标本和动物尸体的浸泡消毒。

18. 居家肺结核病人的痰液如何处理？

肺结核病人的结核菌主要通过痰液排出体外，易感人群吸入结核菌可能会造成感染。对于居家肺结核病人，痰液的处理方法有以下几种：

（1）最直接简单的方法就是将痰液吐在纸里或纸盒里，用火烧掉，这种方法最彻底。

（2）将痰吐在带盖痰杯或痰瓶内，用 1% 含氯消毒剂加入等量痰液内混合浸泡 1 小时以上方可弃去。痰杯的处理：痰杯用流水冲净，煮沸消毒 20 分钟；或用有效氯的消毒溶液浸泡 30 分钟。一次性痰杯用后可焚烧处理。

（3）将痰液吐在有盖的瓶子内，用生石灰处理后深埋。

19. 居家肺结核病人的食具及生活用品如何消毒？

（1）肺结核病人的被褥要经常在日光下曝晒，一般每次直接日光曝晒 6 小时才能达到消毒效果。

（2）食具、茶具及小的物品如棉质床单、枕巾、毛巾等应尽量定期煮沸消毒，每次 15~30 分钟，或用 0.5% 的过氧乙酸浸泡消毒 0.5~1 小时。

（3）化纤织物只能用消毒液浸泡消毒。

20. 居家肺结核病人住的房间如何消毒？

肺结核病人应与家人分室单独居住，尤其是痰菌阳性病人，床铺、被褥设在阳光照射较为充足的地方。

（1）空气消毒方法

①每天开窗通风，保持空气新鲜，机械通风是保持室内空气流通，降低微生物密度的最好方法。

②尽量减少空调的使用，如需使用空调则建议安装独立空调，禁用中央空调，房间每天紫外线消毒 2 次，每次 30 分钟。

③将艾条点燃或将米醋按每立方米空间 1~ 2 调羹放在炉上熏蒸，关闭门窗 2 小时后开窗通风。

（2）墙面与地面消毒

①打扫房间卫生要用湿布擦桌椅、擦地，避免尘土飞扬，减少病人呼吸道刺激。

②采用 5% 来苏尔消毒液或 25% 氯化铵液喷洒墙壁。

③地面用 2 000 mg/L 的含氯制剂浸泡过的拖把拖地，每日早晚各 1 次。

（3）物品表面消毒

卧室的床、床头柜、卫生间的台盆、门把手、水龙头、马桶等物体表面用 2 000 mg/L 的含氯制剂浸泡过的抹布擦拭，再用洁净水擦拭干净，每日早、晚各 1 次。

21. 家中有肺结核病人，吃饭时碗筷需要分开吗？

结核菌也能通过消化道传播，但比较少见。因为结核菌在消化道大多数被胃酸等消化液杀死，或随粪便排出。但在大量或反复多次食入结核菌时，吃了病人剩下的食物或用了病人没有刷洗、消毒过的碗筷，也有被感染的可能，可引起肠结核、腹膜结核等。因此，在肺结核治疗的起初 3 个月内，病人与家属的碗筷分开为佳。

22. 家中有肺结核病人，家庭成员应该注意什么？

（1）心理疏导

肺结核的发生、发展及转归在一定程度上取决于机体的免疫功能，病人的心理健康状况在某种程度上会影响病人的免疫功能，从而对疾病的发生、发展及转归产生影响。肺结核病程长、药物不良反应较为常见甚至严重，以及治疗带来的经济压力、家庭社会成员的疏远等因素给病人带来巨大的心理压力，大多数病人存在焦虑、悲观、孤独、恐惧、抑郁等不良情绪，家庭成员应多与病人谈心，多关心病人，尽量减轻病人的不良情绪，让病人树立战胜疾病的信心，良好的情绪状态对疾病的康复是非常有帮助的。

（2）治疗督导

肺结核的治疗是一个较为长期、持久而且单调的过程。现阶段，肺结核病人主要采用药物治疗，通常疗程可达到 12 个月，而住院强化治疗时间通常为 1~3 个月，其恢复主要是在家庭中进行，家庭成员要不断、反复叮嘱病人定时、定量用药，在治疗过程中定期复查，一旦发现有疑似药物不良反应的症状如食欲减退、恶心、呕吐、头晕、耳鸣、视力障碍、巩膜及皮肤黄染、关节疼痛、皮肤瘙痒等情况应督促病人及时复诊。

（3）消毒隔离

家庭成员首先应该注意如何保护自己不被传染，环境中的细菌密度越高，与病人的距离越近，被感染的可能性也就越大，应采取一些相应的防护措施。

①有条件者与病人分房间住，无条件时可分头、分床睡。

②避免与病人面对面交谈，告诫病人不要随地吐痰，病人咳嗽或打喷嚏时以手帕遮掩口鼻。

③让病人佩戴口罩，家庭成员与病人近距离接触时也需要佩戴口罩。

④室内应经常通风换气：自然通风是一种最简单、最低廉的环境控制措施，空气通过打开的门、窗进出建筑物流通，以降低空气中病菌的浓度，减少感染的概率。

⑤病人痰液要正确处理，衣物及被褥等在阳光下曝晒杀菌。

⑥实行分餐制，餐具煮沸消毒。

（4）加强营养，锻炼身体，增强自身体抗力。

（曾忠仪）

23. 肺康复有哪些新进展?

（1）什么是肺康复?

肺康复是通过全面评估后给予病人的个体化综合干预治疗，包括运动训练、健康教育、行为改变，旨在改变慢性呼吸系统疾病病人的生理和心理状态，促进病人形成长期有益健康行为习惯。

肺康复是跨学科的综合干预措施，其核心是运动训练。2018 年慢性阻塞性肺疾病全球倡议指出：肺康复可以在很多场所进行，早期的康复干预，可减少病人的并发症。

（2）结核病病人住院期间必须卧床静养吗?

通常病人卧床时间占总住院时间的 83%，但只有 9% 的病人有卧床的必要或者医嘱。卧床静养的滥用在很大程度上是不恰当的医疗干预行为，并可一定程度上导致骨骼肌和呼吸肌的废用。

（3）卧床静养会带来哪些不良影响呢?

①健康人卧床休息 7 天，大腿肌肉容积即可降低 3%，一个月肌纤维横断面积减少 10%~20%，两个月可能减少至 50%。

②完全卧床休息肌肉力量降低速率为每天下降 1%，每周 10%~15%，3~5 周肌力下降 20%~50%。

③慢阻肺急性加重期病人住院 3~8 天，股四头肌肌力下降 5%，病人出院 3 个月后只有部分功能可恢复。

④长期卧床会造成病人血流缓慢，增加静脉血栓的风险。同时，长

期卧床病人会有皮肤压力性损伤及肺部感染加重的风险。

（4）肺康复带来的益处有哪些?

改善运动耐量、改善呼吸困难感觉、改善日常生活自理能力、改善健康相关生活质量、改善肌肉力量和耐力，从而降低住院时长，早日回归家庭、社会。

所以，并不是所有结核病病人住院期间都必须卧床静养。

（5）肺康复中常用的锻炼方法是什么?

运动锻炼在肺康复中作为A级推荐。同时1A级推荐：上肢运动训练可增加前臂运动能力，减少通气需求。而下肢运动训练作为慢阻肺病人肺康复的强制性内容。上、下肢合并训练较单纯上肢或下肢训练更能显著地改善病人运动能力和生活质量。肌肉力量训练属于无氧运动，能够增加病人的肌肉力量和质量，可作为独立的干预措施改善病人的生活质量。所以运动训练是综合性肺康复方案的基石（图5-3、图5-4、图5-5、图5-6）。

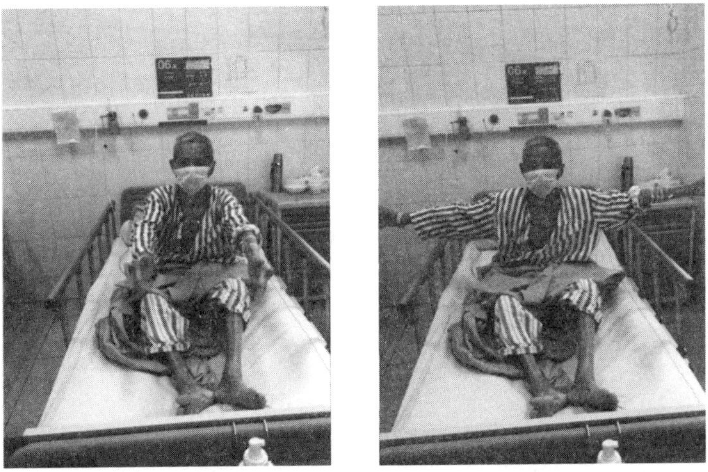

A　　B

图5-3　上肢康复运动

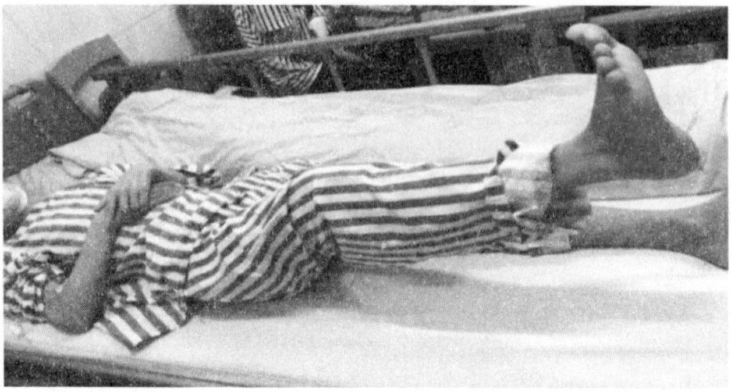

A

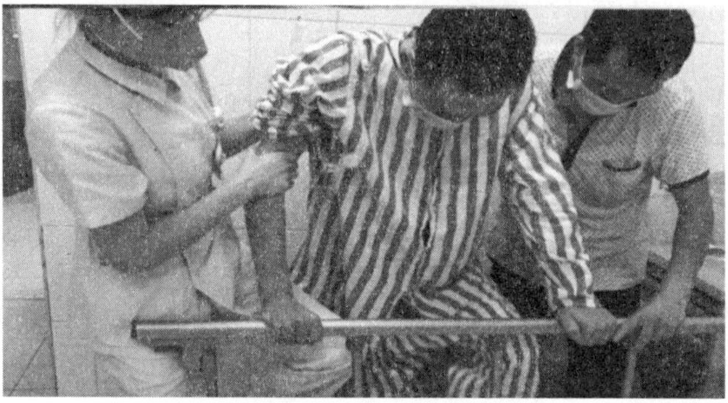

B

图5-4 下肢康复运动

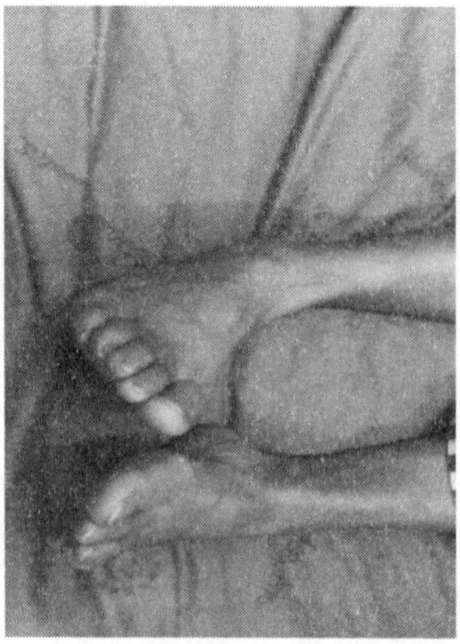

A. 康复前

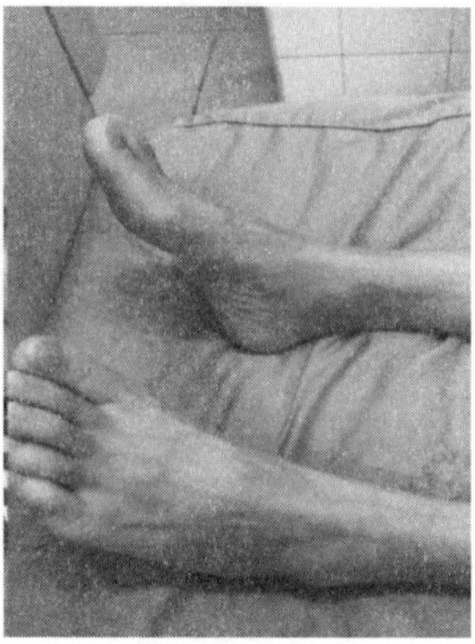

B. 康复后

图 5-5 足踝部康复前后对比

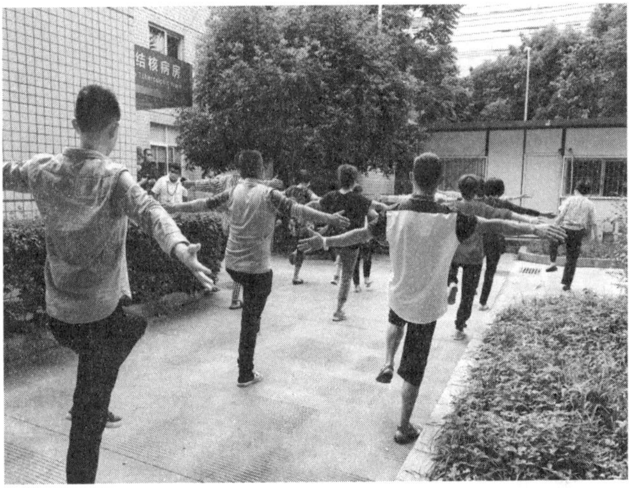

图 5-6 呼吸康复操

（6）运动康复治疗期间注意事项是什么？

①运动康复治疗时需监测病人血氧饱和度、心率、呼吸频率等，尽量在吸氧下运动，氧流量可调至 3~5 L/min。

②无创机械通气下运动，须调整呼吸机参数至病人感觉舒适。

③病人出现下列情况之一，需终止运动康复治疗。

a. 反应迟钝。

b. 疲劳、面色苍白、大汗。

c. 呼吸频率较基线增加＞ 10 次 / 分。

d. 心率较基线增加＞ 20 次 / 分。

e. 负重能力下降。

f. 失去平衡。

（向希）

第六章

特殊群体

1. 为什么糖尿病病人更容易患结核病?

糖尿病病人体内常常伴有的糖—蛋白质—脂肪代谢紊乱，由此引起的低蛋白血症、营养不良降低机体免疫力导致病人感染结核菌，而高血糖、高甘油三酯及高胆固醇血症可促进病人体内结核菌生长，因此糖尿病病人更容易患结核病。

2. 结核病合并糖尿病病人的治疗原则是什么?

必须两病同时治疗。由于糖尿病对结核病的影响更大于结核病对糖尿病的影响，因此，在治疗中首先要积极控制好血糖，结核病的疗效很大程度上取决于糖尿病控制程度和稳定的情况。

3. 结核病合并糖尿病病人在饮食上应注意什么?

两病并存时，饮食控制应适当放宽，总热量及蛋白质的摄入量应较单纯糖尿病酮情增加。原则是在满足总热量恒定下，采用高碳水化合物、高纤维、中蛋白、中脂肪饮食。

4. 为什么艾滋病病人更容易患结核病？

艾滋病病人由于机体免疫系统的破坏，更容易感染结核菌，病人分泌炎性细胞因子受到影响，不能阻止体内结核菌的生长与播撒，导致艾滋病病人更容易患结核病。

• 知识拓展 •

什么是艾滋病？

艾滋病是由艾滋病病毒（又名人类免疫缺陷病毒）所引起的传染病，主要传播方式为性传播、母婴传播、血液传播、非性接触传播。艾滋病之所以让人恐惧是因为病毒所攻击的是人体免疫系统，最终导致免疫系统崩溃，人体因丧失对各种疾病的抵抗能力，最终感染而死亡。艾滋病病毒在人体内的潜伏期因人而异，艾滋病病毒携带者在发展成艾滋病病人前可没有任何症状，与正常人一样生活和工作。

5. 结核病合并艾滋病病人的治疗原则是什么？

对于结核病合并艾滋病的所有病人均建议先给予抗结核治疗，之后应在 8 周内启动抗反转录病毒治疗（ART）。结核病合并艾滋病的抗结核治疗原则与非艾滋病病人相同，建议每日给药。需要注意的是由于 ART 药与抗结核药相互作用，相对于非艾滋病病人，艾滋病病人在抗结核治疗中需更频繁地获得结核病专科医师的咨询意见。

6. 结核病合并肝炎病人的治疗原则是什么?

结核病合并肝炎病人的治疗原则仍需遵循结核病化疗原则，但更强调早期和适量。对于合并慢性乙型肝炎病人，若有抗病毒治疗指征，同时或稍后进行抗结核治疗；对于合并丙型肝炎病人，若肝功能良好，建议先进行抗结核治疗，再给予抗病毒治疗。

7. 抗结核药物对肝功能有什么影响?

在抗结核治疗过程中可能会出现各种不良反应，其中以抗结核药所致肝损伤多见，危害大，轻者表现为一过性转氨酶升高，重者可致肝衰竭，甚至危及生命。常见引起肝损害的药物有异烟肼、利福平、吡嗪酰胺、丙硫异烟胺、对氨基水杨酸钠等。

8. 肝硬化病人能吃抗结核药吗?

对于肝硬化病人应尽量选择对肝脏无毒性的抗结核药，如氨基糖苷类抗生素、乙胺丁醇、氟喹诺酮类抗生素等。治疗过程中应严密监测肝功能，必要时调整抗结核治疗方案和抗结核药物的剂量。

9. 维持性血液透析病人得了结核病，应如何治疗?

维持性血液透析病人的抗结核方案（药物种类、药物剂量、给药时间、疗程等）的制定需要有经验的结核病专科医生综合考虑肾小球滤过率（GRF）下降对药物代谢动力学的影响。一般来说，维持性血液透析病人抗结核药物的用药间隔、剂量、疗程可以参照普通结核病病人。由于低蛋白血症、肾功能不全、透析清除及免疫抑制剂的使用决定了维持性血液透析病人抗结核治疗的副反应比普通病人明显增多，所以维持性血液透析病人在抗结核治疗中需要获得更多的有经验结核病专科医生的咨询意见。

• 知识拓展 •

什么是血液透析？

血液透析是急慢性肾功能衰竭病人肾脏替代治疗方式之一。先将体内血液引流至体外，再经一个由无数根空心纤维组成的透析器，血液与含机体浓度相似的电解质溶液（透析液）在一根根空心纤维内外通过弥散、超滤、吸附和对流原理进行物质交换，清除体内的代谢废物、维持电解质和酸碱平衡，同时清除体内过多的水分，最后将经过净化的血液回输，整个过程称为血液透析。

10. 肿瘤病人同时患上结核病，应如何治疗？

肿瘤合并结核病的病人，非活动性结核病以治疗肿瘤为主；活动性结核病则应按标准的化疗方案抗结核治疗，以改善病人机体抵抗力，有利于治疗肿瘤各项措施的落实。必须注意的是肿瘤合并非活动性结核病病人在治疗肿瘤时尤其是应用细胞毒性制剂治疗可导致结核病活跃，此时应及时获得结核病专科医生的咨询意见，配合抗结核药的治疗。

11. 尘肺病病人如何筛查结核病？得了结核病如何治疗？

尘肺病病人 50% 以上合并结核病，结核病是尘肺病病人的重要并发症和主要死因之一，可通过定期做 PPD 试验、痰查抗酸杆菌和胸片等筛查结核病。尘肺病病人得了结核病应积极治疗，特别注意的是，初治病例不能用短程化疗方案，建议强化期 3 个月，总疗程 12~18 个月，避免结核病复发。

12. 尘肺病合并结核病的病人可以做肺灌洗吗?

肺灌洗是指病人在全身麻醉下，用双腔支气管导管置于病人气管与支气管内，一侧肺纯氧通气，另一侧肺用灌洗液反复灌洗，清除呼吸道和（或）肺泡中滞留的物质，用以缓解气道阻塞，改善呼吸功能，控制感染。对于尘肺病合并结核病的病人采取肺灌洗治疗要掌握手术的指征，行肺灌洗一定是经过了正规的抗结核治疗，而且目前是处于稳定期的病人。对于尘肺病合并活动性结核病的病人，严禁做肺灌洗。

（吴桂辉，程耀，刘甜）

13. 精神病病人合并结核病在治疗上需要注意哪些问题?

精神病合并结核病的病人临床治疗难度大，表现为临床症状不典型，病人主诉不明确、依从性差、耐药率高以及并发症多等特点。因此，精神病合并结核病在治疗上需注意：

（1）抗结核药与抗精神病药的相互影响

异烟肼、环丝氨酸等抗结核药自身对中枢神经系统产生影响。结核病病人服用抗结核药治疗期间会出现焦虑、抑郁、精神障碍等症状。氯氮平、氯丙嗪等抗精神病药对人体各种免疫功能均有不同程度的抑制作用，降低了病人免疫力。故在用药期间需密切观察药物副作用，做好相应处理，如：使用维生素 B_6 对抗异烟肼所致中枢神经功能障碍，以及应用增强免疫力的药物等。

（2）精神病病人的认知障碍导致遵医行为差

精神病病人发病期可能存在一定程度的认知障碍和行为异常，缺乏自我控制、自我管理、自我约束和自我保护能力，故合并结核病治疗时应在家人、社区医院或者相应精神病院监督下完成，确保全程规范治疗。

14. 免疫力低下的病人患了结核病，应注意哪些问题？

临床上各种原因使免疫系统不能正常发挥保护作用，即免疫功能失调或者免疫系统不健全时，人就容易生病，如容易感冒、腹泻等。艾滋病病人、免疫性疾病病人、各种器官移植术后病人、儿童、老年人容易感染结核病的关键原因就是免疫力低下。免疫力低下的病人得了结核病，应尤其注意以下问题：

（1）饮食健康，营养均衡

规律健康饮食，避免暴饮暴食及油、炸、腌制食品等。多吃新鲜蔬菜水果，增加维生素和矿物质摄入以提高机体免疫细胞数量和活力。另外，蛋白质提供合成机体必需的酶、激素、抗体原料，直接提高人体免疫力，利于病灶修复。故免疫力低下的结核病病人更要注意加强营养，补充充足的优质蛋白质，如多进食瘦肉、乳类、蛋类、鱼类、家禽等。

（2）充足休息与睡眠，避免受凉

合理休息及充足的睡眠在免疫系统调控中发挥着重要的作用，睡眠不足会导致人体免疫细胞数量、活性降低及炎症激活，引起免疫防御功能下降。很多结核病病人因为工作或者玩手机等原因熬夜，导致睡眠不足，影响内分泌和免疫系统的运转。建议每天睡眠至少 7 小时，保证各脏器和系统充分休息。同时也要注意保暖，避免受凉引起的肺部感染加重、病情恶化。

（3）适当运动锻炼

运动不仅能够激活免疫系统，还能增强心肺功能。在病情稳定期，可适当进行有氧运动，如散步、慢跑、做呼吸康复操、打太极、练瑜伽等，以增强机体免疫力，促进疾病康复。但运动时要注意循序渐进，以不感到疲劳为宜。

（4）避免交叉感染

病人外出注意戴口罩，少去人群密集的地方，如商场、电影院、车站等，以减少细菌、病毒入侵的机会。居住处注意每天定时通风，保证空气新鲜。

（5）保持积极乐观的心态

紧张、焦虑、生闷气等负面情绪会导致人的自主神经功能紊乱，结核病病人大多伴有不同程度的焦虑、担忧，反而不利于疾病康复。所以要注意调整自己，遇事不要斤斤计较、胡思乱想，多往积极的一面去想，保持愉悦、放松心情，如听轻音乐、跟家人和朋友倾诉等。

（6）戒烟、戒酒

吸烟、饮酒均破坏人体免疫系统，也会影响抗结核药代谢从而影响预后，故结核病病人一定要戒烟、戒酒。

（7）其他

遵医嘱对症应用增强免疫应答的药物，如胸腺五肽、胸腺法新等。中医在调整身心健康方面具有独特的理论体系和优势，可辅助提高免疫力，抵御疾病侵袭，加快身体恢复。

• 知识拓展 •

什么是免疫力?

免疫力是人体自身的防御机制，是人体识别和消灭外来侵入的任何异物（病毒、细菌等），处理衰老、损伤、死亡、变性的自身细胞以及识别和处理体内突变细胞和病毒感染细胞的能力。

15. 学生为什么容易感染肺结核？

学校和学生是结核病防控的重点场所和重点人群。学生结核病好发冬、春季节，年龄主要分布在 15~20 岁，集中在高中及其他中等教育阶段，可能与以下原因有关：

（1）学生正处青春发育阶段，营养需求大，容易匮乏，加之学习负担重，精神压力大，体育锻炼相对较少，休息睡眠时间不足，抑或不良生活习惯如熬夜打游戏、吸烟、酗酒等诸多原因，导致抵抗力的下降，感染结核菌后容易发病。

（2）学校人群密集，学习、住宿环境拥挤，一旦有菌阳病人出现，容易造成同宿舍、同班级甚至整个校园内疫情的播散。

（3）学生、教师对结核病防治认知不足，对轻微的咳嗽、发热误认为是普通感冒，导致学生结核病病人不能被早期发现、早期隔离和早期治疗。

（4）初中、高中学生由于接种卡介苗的时间较长，体内特异性免疫水平有所降低。

16. 学生患肺结核一定要休学吗？

学生确诊为肺结核，是否休学要根据检查结果及病情需要，具体参考学校结核病防控工作规范之休、复学管理。通过检查，如果确诊具有传染性，应休学在家疗养，待传染性消失后，凭医生诊断证明可复学。非传染性病人，在治疗期间可以继续上学，但家长、校医院及班主任、当地结核病定点医疗机构要做好追踪、督导及管理工作，确保完成全程规范治疗。

• 知识拓展 •

休、复学管理

1. 休学条件

符合下列条件之一，由定点医院医生开具休学诊断证明，学校对患病学生采取休学管理。

（1）菌阳肺结核病人（包括涂片阳性和/或培养阳性病人）。

（2）胸片显示肺部病灶范围广泛和/或伴有空洞的菌阴肺结核病人。

（3）具有明显的肺结核症状。

（4）结核病定点医疗机构建议休学的其他情况。

2. 复学条件

病人经过规范治疗，符合下列条件，定点医院医生可开具复学诊断证明，建议复学，并注明后续治疗管理措施和要求。学校凭复学诊断证明为学生办理复学手续并督促学生落实后续治疗管理措施。

（1）菌阳肺结核病人以及重症菌阴肺结核病人（包括有空洞/大片干酪状坏死病灶/粟粒性肺结核等）经过规范治疗完成全疗程，初治、复治、耐多药肺结核病人分别达到其治愈或治疗成功的标准。

（2）菌阴肺结核病人经过2个月的规范治疗后，症状减轻或消失，胸片示病灶明显吸收，后续2次痰涂片检查结果均阴性，并且至少一次痰培养检查结果为阴性（每次痰涂片检查的间隔时间至少满1个月）。

对教职员工肺结核病人的休、复课管理，可参照学生休、复学管理要求执行。

17. 学校如何筛查学生肺结核病人？

疾病预防与控制机构一旦发现确诊病例，应及时组织开展密切接触者筛查。学校应积极配合筛查，并密切关注与确诊病例同班级、同宿舍学生及授课教师的健康状况，宣传并要求学生进行自我观察，一旦出现咳嗽、咳痰等肺结核可疑症状，应当及时就诊。

（1）筛查范围

①同班师生、同宿舍同学。

②如果在同班、同宿舍师生筛查中新发现了1例及以上肺结核病例，需将密切接触者筛查范围扩大至与病例同一教学楼和宿舍楼楼层的师生；同时，根据现场情况判定，也可适当扩大筛查范围。

③密切接触的家庭成员。

（2）筛查方法

①≥15岁，同时进行症状筛查、TST（结核菌素皮肤试验）和胸片检查。

②＜15岁，先进行症状筛查和TST，对肺结核可疑症状者以及TST强阳性者开展胸片检查。

③对肺结核可疑症状者、TST强阳性者、胸片异常者应当收集3份痰标本进行痰涂片和痰培养检查，培养阳性菌株进行菌种鉴定和药物敏感性试验。

18. 有学生确诊得了肺结核该怎么办？

肺结核是一种慢性消耗性疾病，青少年正处在长身体、长知识的关键期，感染肺结核会给学生的学习、生活和身体健康带来极大的危害。同时，一旦肺结核在校园内扩散，也会给学校的教学秩序和学生安全形成很大的威胁。

因此，学校肺结核的防控应引起教育、卫生部门以及家长和社会的高度重视，建立和完善学校肺结核联防联控工作机制，加强学生肺结核病人的督导治疗和管理，开展学生肺结核防治活动，提高学生、老师以及家长的肺结核防治意识和防治水平已迫在眉睫。

一旦学生或者教职工确诊得了肺结核，个人层面：

（1）肺结核是可防可治的，要根据结核病防治专业机构的意见，遵医嘱全程规范治疗。

（2）若确诊具有传染性，为避免传染给他人，需休学在家隔离治疗。复课需医生提供相关证明。

（3）咳嗽、打喷嚏时遮挡口鼻；不随地吐痰，有痰时要将痰液吐在有消毒液的带盖痰杯或者消毒湿纸巾里丢弃。

（4）房间内定期通风，保证空气新鲜，少去人员密集的场所如商场、电影院等。

（5）保持乐观心态，加强营养，稳定期积极锻炼身体，以增强免疫力。

（6）主动告诉班主任，不隐瞒病情、不带病上课；配合医院和学校做好密切接触者的筛查、追踪工作。

学校层面：

（1）对确诊的传染性肺结核病人要实行休学或者休假，在家隔离治疗，避免传染给其他的学生，复课或者复工需医生提供相关证明。非传染性病人在治疗期间可以继续上学，但校医要负责督导管理，确保规范用药。

（2）按照《学校和托幼机构传染病疫情报告工作规范（试行）》要求，由学校立即向属地疾病预防与控制机构和教育行政部门报告。

（3）做好密切接触者的筛查工作，如结核菌素试验、胸片、痰菌检查，尤其要对有咳嗽、咳痰、发热、乏力者密切观察、追踪，必要时对可能发病者进行预防性用药治疗，以免引起校园疫情暴发。

（4）做好全体学生及家长的解释及安抚工作，以免引起不必要的恐慌。

（5）老师和学生要正确认识肺结核，不要歧视患肺结核的学生，以免病人产生悲观、自卑心理等。

19. 学校该如何预防结核病疫情暴发？

学生群体防治结核病疫情暴发的关键在于前期预防、早期发现，并及时做好相关处置工作。疾控机构负责提供相应的技术支持和指导。

（1）学校有关领导应对学生结核病防控工作引起高度重视，根据不同年龄阶段学生群体认知特点，选择合适的媒介，做好结核病科普知识宣传工作，使学生及其家长、教师正确了解并认识结核病。

（2）将结核病检查作为新生入学体检和员工常规体检的必查项目，积极主动发现群体中的结核病病人，如结核菌素试验强阳性，或者连续咳嗽、咳痰两周以上，胸闷、胸痛或者有咯血等症状者，要高度怀疑结核病，告知学生到医院呼吸科或者结核病定点医疗机构明确诊断，学校要追踪了解诊断结果，及时做好因病缺勤追查及登记。

（3）改善学生学习、生活环境，保障学生学习和生活的人均使用面积；加强教室、宿舍、图书馆、食堂等人群聚集场所的通风换气，保持室内空气新鲜；做好校园环境的清洁工作。

（4）引导学生养成良好的生活习惯，饮食卫生、加强营养，积极锻炼身体，作息规律、充足休息与睡眠，保持积极乐观心态；不随地吐痰，咳嗽、打喷嚏时遮挡口鼻，避免熬夜、远离烟酒等，增强自身免疫力，从根本上预防结核病发病。

（5）若发现学生或者教职工确诊得了肺结核，做好病人治疗隔离、密切接触者筛查、疫情上报、其余学生及家属解释安抚以及可能发病者的追踪登记等工作。

20. 为什么老年人容易得结核病?

老年结核病是指年龄超过 65 岁的高龄人所患结核病，病人包括 65 岁以后发病的老年结核病病人和 65 岁以前患病迁延未愈而进入 65 岁以后的复治病人。全球范围内，其发病率是年轻病人的 3 倍，近年来有明显增多趋势。老年人患结核病的主要原因是年龄致机体免疫力降低，原来潜伏在体内的结核菌继续活动、繁殖起来，引起发病。我国老年结核病特点如下：

（1）由于抵抗力低、反应迟钝，部分老年结核病发病隐蔽、临床症状不典型，容易导致延误诊断和治疗。

（2）病情复杂且重，容易形成空洞向外排菌。

（3）多合并慢阻肺、高血压、糖尿病等基础疾病，易被其他慢性病症状所掩盖。

（4）营养状况及组织修复能力差等诸多因素导致治疗效果欠佳。

（5）容易出现耐药，治疗失败率及病死率高。

21. 老年人得了结核病，有什么需要特别注意的?

相比年轻结核病病人，老年结核病病人有其特殊性：

（1）由于老年人听力下降，记忆力减退，语言表达能力降低，理解和思维能力减退，对疾病敏感性降低，不能准确反映自身疾病的实际情况，影响疾病的诊断与治疗。

（2）老年人免疫力低下，抗病与组织修复能力差，多种疾病同时存在，导致疾病病程长、恢复慢。

（3）老年人肝肾功能减退，使药物在体内代谢、排泄速度减慢，加之老年人对药物敏感性和耐受性差，容易引起药物不良反应。

（4）老年人内心多敏感、生性多疑，由于病情重、担心治疗效果差、害怕给子女增添负担、担心因患结核病被子女嫌弃、经济压力等诸多原因容易出现失落、孤独、焦虑、抑郁、恐惧、固执、躁狂等不良情绪，甚至放弃治疗。

因此，在照顾和护理时需特别注意：

（1）老年病人居住环境注意保持光线充足及室内通风良好：室内家具宜简单方便，物品置于易取处，床铺、沙发座椅等高低合适，厕所、浴室地面注意防滑并设有扶手防止跌倒。

（2）注意保暖，避免受凉，以免加重病情：着柔软、宽松、舒适衣服，卧床病人注意定时翻身，避免压力性损伤及静脉血栓等发生。

（3）除了维持正常生活需求外，还要弥补因疾病所致的消耗以及修复破坏组织的需要：老年病人饮食注意少食多餐，不宜过饱以免加重肠胃负担，饮食清淡、易消化，注意荤素搭配，温度适宜，高热量、高蛋白、高维生素摄入同时补充足够的维生素和矿物质，来增强抵抗力。

（4）要注意保持良好的心情和健康的生活方式：充足休息与睡眠，适当参加体育锻炼，注意循序渐进、强度适宜，首选散步、太极、八段锦等有氧运动，若运动中出现胸闷、气紧、心慌须立即停止活动。戒烟、戒酒，提高机体免疫力，促进疾病康复。

（5）明确规范服药的重要性：老年人常用药一定要放在固定位置，标签清楚、醒目，最好将每日需服药品按次数放好，以免服错药物品种和剂量。

（6）积极发现和治疗其他慢性病，以免病情恶化，错过最佳治疗时机，增加治疗难度和费用。

（7）注意耐心聆听老年人主诉，密切观察病情变化及药物不良反应。

22. 女性结核病病人为什么会出现月经失调或者闭经？如何治疗？

月经失调在临床上可表现为月经超前、月经错后、月经过多、月经过少或者闭经。这是结核病进行性加重伴随的一种异常现象。原因如下：

（1）结核病本身是一种消耗性疾病，机体虚弱、全身营养状况差等都会影响正常月经周期，如脑垂体前叶萎缩导致体内促性腺激素分泌减少，子宫内膜萎缩等引起月经失调甚至闭经等。

（2）血行播散性肺结核可引起包括生殖系统在内的全身器官结核病变，如子宫内膜病变丧失对雌激素的正常应答，卵巢病变停止分泌相应激素等。

（3）由于对疾病的焦虑、担忧，也会导致内分泌紊乱，引起月经失调。

结核病引起的月经失调，以积极治疗病因为主，即积极抗结核治疗。随着病变得到控制，病情逐渐改善，子宫内膜及卵巢功能逐渐恢复，月经可逐渐恢复正常。同时，注意锻炼身体，避免受凉，加强自身营养以及保持乐观心态也有益于正常月经的恢复。若结核病病情日趋稳定，子宫内膜、卵巢等没有相应病变，月经仍然失调，可通过咨询妇科医生，借助人工周期及相关药物来刺激卵巢功能恢复，纠正月经紊乱。另外，中医认为肺痨病人月经不调为气虚、血虚或者两者兼有，针对该情况用中药治疗效果显著。

23. 孕妇患了结核病该怎么办？

多数研究认为尽早规范抗结核治疗是改善母婴预后的关键，具体治疗方案需结核病专科医生和产科医生共同评估，根据病人孕龄、结核病是否活动、病情严重程度及病人意愿综合决定，必要时终止妊娠。结核病并非终止妊娠的指征，但有以下情况时应建议终止妊娠：

（1）病情不能耐受继续妊娠及分娩者，如重症结核病伴有心肺功能降低。

（2）需立即治疗结核病但抗结核药对胎儿的不良影响难以避免者。

（3）合并其他系统疾病不能继续妊娠者。

（4）合并艾滋病妊娠患者。

（5）有产科终止妊娠的指征者。

妊娠前3个月是胚胎器官高度分化、发育、形成阶段，也是胚胎受损最敏感的时期，此期终止妊娠相对安全。妊娠3个月后，胎儿所有器官的原基已经形成，规范用药影响较小，此时终止妊娠风险较大，应该尽量避免。总之，病人要根据病情及医生建议，权衡利弊后决定治疗方案。

妊娠结束后，病人要注意根据自身情况继续抗结核治疗。活动性肺结核病人分娩后为避免传染新生儿需与其隔离，并采取人工喂养。新生儿出生后及时评估，采取适当措施，必要时采取预防性化疗。

• 知识拓展 •

妊娠结核病病人抗结核治疗用药安全

考虑药物对胎儿的毒副作用，妊娠结核病病人治疗期间需在医生指导下严格用药。妊娠早期（3个月以内）禁用利福平。链霉素损伤第八对脑神经，轻者听力受损,重者可致新生儿耳聋。氟喹诺酮类抗生素可影响胎儿和新生儿骨骼发育。丙硫异烟胺有致畸作用。故妊娠期、哺乳期病人禁用氨基糖苷类抗生素（如链霉素、阿米卡星）、氟喹诺酮类抗生素（如左氧氟沙星、莫西沙星）及丙硫异烟胺等药物。

24. 产妇患了结核病能否哺乳？

过去的观点：产妇分娩后发现得了结核病，最好不要母乳喂养。这是因为：

（1）部分抗结核药物如异烟肼、利福平可能会经过乳汁分泌对婴儿发育造成损害；

（2）母乳喂养会增加母体对营养的需求，影响休息，加重母亲身体、精神负担，不利于疗养和康复。对于菌阳/排菌病人，母亲喂养过程中和婴儿的亲密接触会增加婴儿患病风险，则需停止母乳喂养。

近年来研究指出，乳汁中的抗结核药物含量很少，对婴儿毒副作用很低。故美国疾病预防控制中心对服用允许使用的一线抗结核治疗药物且无传染性的产妇鼓励母乳喂养。考虑感染及营养失调风险，WHO建议资源有限的地方痰涂片结核菌阴性的产妇可以哺乳，但仍需注意在哺乳时戴好口罩。

25. 育龄期结核病病人停用抗结核药物后多久可以备孕？

目前妊娠与结核病之间的相互影响尚无定论。但出于安全起见，建议育龄期妇女在结核病治疗期间避免妊娠，避免由于怀孕导致病人结核病病情加重损害身体健康，疾病本身及抗结核药物引起的胎儿感染、发育异常甚至死胎等。

通常结核病治愈后停药半年以上，可以正常备孕，具体情况应咨询妇产科医生，做好产前相关检查工作。

（刘祥敏，曹金秋）

参考文献

[1] 唐神结，李亮，高文，等 . 中国结核病年鉴（2017）[M]. 北京 : 人民卫生出版社，2018.

[2] 李兰娟，王守明，李刚 . 感染病学 [M]. 北京 : 人民卫生出版社，2015.

[3] 綦迎成，孟桂云 . 结核病感染控制与护理 [M]. 北京 : 人民军医出版社，2013.

[4] 蔡柏蔷，李龙芸 . 协和呼吸病学 [M].2 版 . 北京 : 中国协和医科大学出版社，2011.

[5] 唐神结，高文 . 临床结核病学 [M]. 北京 : 人民卫生出版社，2011.

[6]World Health Organization（WHO）. Global tuberculosis report[R]. Geneva:WHO，2019.

[7] 李亮，李琦，许绍发，等 . 结核病治疗学 [M]. 北京：人民卫生出版社，2013.

[8] 张杰 . 介入性呼吸内镜技术 [M]. 北京：人民卫生出版社，2012.

[9] 国家卫生计生委办公厅，国家教育部办公厅 . 关于印发学校结核病防控工作规范（2017 版）的通知 [EB/OL].[2017-06-29]. http://www.moe.gov.cn/srcsite/A17/moe_943/s3285/201707/t20170723_310182.html.